品读生活 | 优享人生

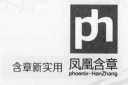

含章新实用　凤凰含章
phoenix-HanZhang

U0347375

怀孕四十周

就要这样吃

生活新实用编辑部　编著

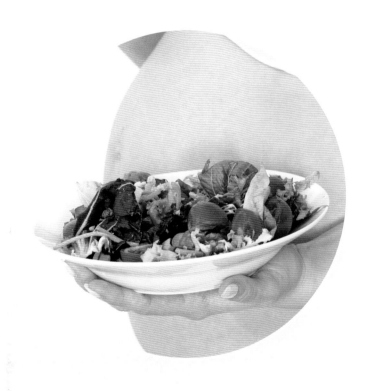

江苏凤凰科学技术出版社

掌握母婴健康的关键期

一人吃，不等于两人补

平安生下健康的宝宝，是所有孕妇的心愿。怀孕期间，大多数孕妇都很关心"吃"的问题，然而关心归关心，拥有正确观念的人却不多。

许多孕妇都存在"一人吃，两人补"的观念误区，以为怀孕的时候一定要多吃点，才能提供给宝宝足够的营养，其实这观念并不正确。

因为怀孕时，身体的新陈代谢会变得更有效率，足以满足母体和胎儿的需要；而且除了孕早期可能出现的"害喜"情况以外，孕妇的胃口通常会变得比较好，因此并不需要刻意增加饮食。

吃得多，不如吃得好

每个孕期因为孕妇的生理变化和胎儿发育重点的不同，营养需求也有所不同。

怀孕初期（怀孕14周以前）： 应该多吃叶酸含量较高的食物，如深色蔬菜、肉类、蛋、奶类、海鲜等，能帮助胎儿神经系统的发育。如果会"害喜"，可少量多餐，不必勉强自己一定要吃东西。

第二孕期（怀孕15~28周）： 胎儿状态比较稳定，孕妇的胃口变好，营养摄取应质与量兼具。每天应多摄取300千卡的热量，并且要注意铁质的摄取，以避免后期贫血。

第三孕期（怀孕29周以后）： 多吃蔬菜、水果等高膳食纤维的食物，预防便秘和痔疮。每天增加摄取30毫克的铁质，预防分娩时失血所造成的贫血，并可供应宝宝储存至4个月大之前所需的铁质。

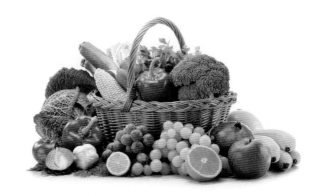

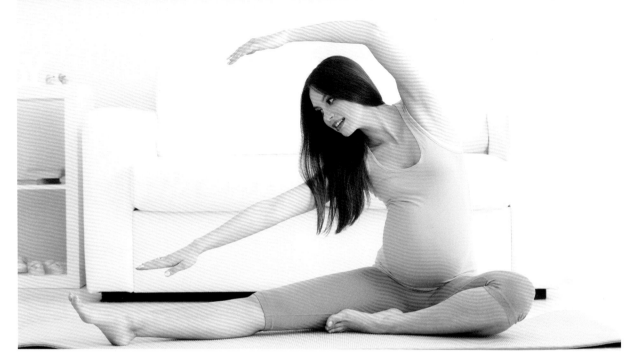

控制体重，孕期轻松无负担

怀孕女性每日摄取均衡而且充足的营养、维持适当的体重增加，是孕期饮食最重要的原则。

现代孕妇的营养问题是营养过剩，而不是营养不够。然而营养过剩会造成体重增加太多，间接导致许多并发症，如妊娠毒血症、妊娠糖尿病、难产、剖宫产等，也会引起日后的肥胖，造成身材恢复困难。

因此正确的饮食，才是确保孕妇和胎儿健康的首要之务。

吃对营养，轻松安胎又养身

这本《怀孕四十周就要这样吃》，提供孕期不同阶段适合孕妇的营养食谱和饮食建议，除了有营养分析可作为参考，并且还介绍了孕期生活中的保健常识，因此对孕妇来说，这是不可多得的怀孕工具书。

希望每位孕妇在此关键时期，都能吃对营养，孕育健康的下一代。

生活新实用编辑部

目录 CONTENTS

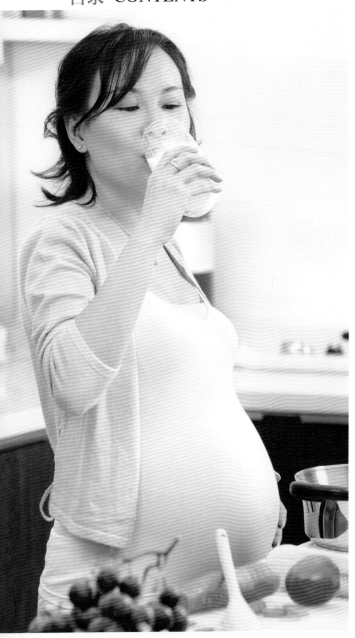

第二孕期（怀孕15~28周）　92

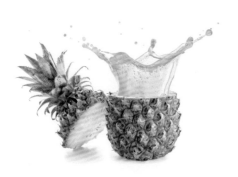

第三孕期（怀孕29周及以后） 154

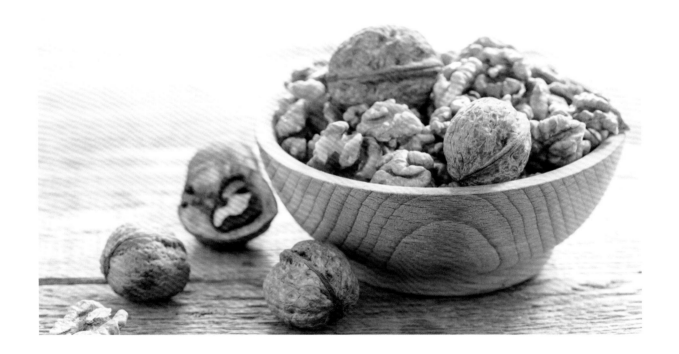

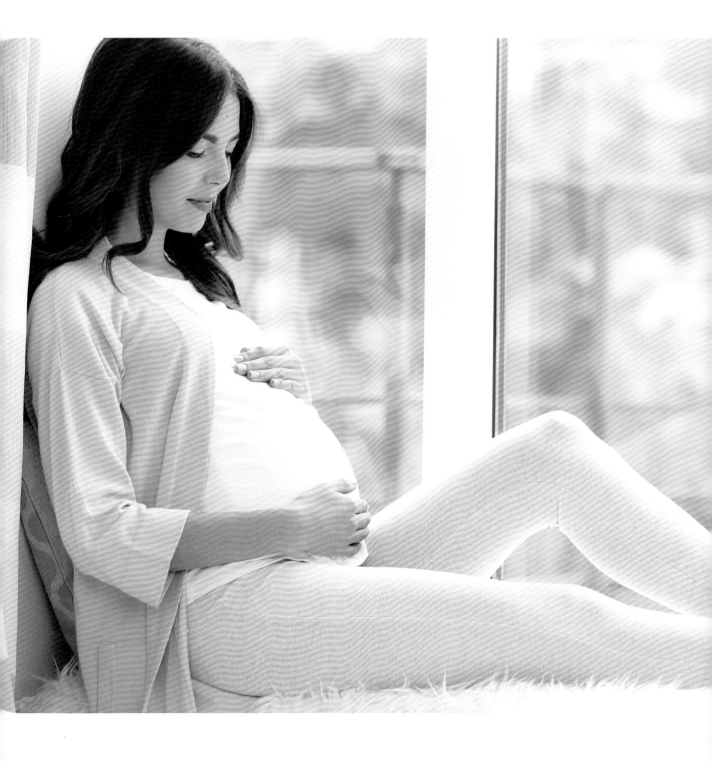

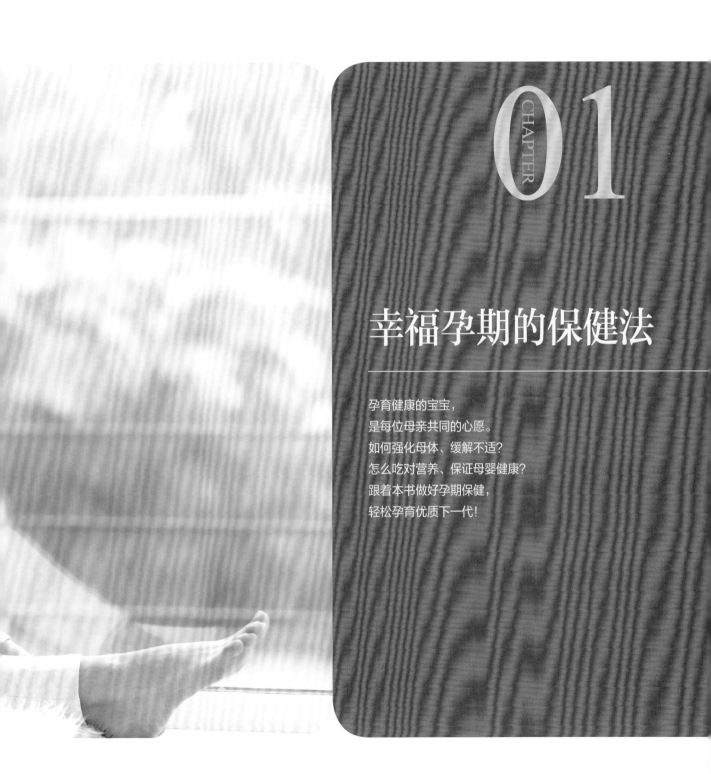

CHAPTER

01

幸福孕期的保健法

孕育健康的宝宝，
是每位母亲共同的心愿。
如何强化母体、缓解不适？
怎么吃对营养、保证母婴健康？
跟着本书做好孕期保健，
轻松孕育优质下一代！

健康孕妇的饮食建议
养成良好的饮食习惯，确保胎儿健康

为了母体和胎儿的健康，孕妇在饮食上不仅要营养均衡，摄取多样化的食物，而且必须养成良好的进食习惯，才能孕育出健康的宝宝。

孕期饮食九大原则

1.勿减肥节食：怀孕时母体需补充更多的营养，供给胎儿成长。若节食，可能造成母体和胎儿营养不良，甚至导致胎儿发育迟缓。

2.勿挑食、偏食：营养不均衡可能影响胎儿发育，并且增加孕妇产生并发症的风险。

3.勿暴饮暴食：暴饮暴食易引起消化不良、肠胃发炎等消化系统疾病，且饮食过量会使孕妇营养过剩，体重过重，增加罹患妊娠糖尿病和难产的风险。

4.避免高盐、高油脂：盐分摄取过多易造成孕妇水肿，有高血压者更应避免，以免血压不易控制。高油脂的食物热量过高，会导致体重过重或肥胖。

5.减少摄取精制和加工食品：过度精制和加工的食品，易造成某些营养素流失。

6.食材务必煮熟：不新鲜的海鲜可能含有病菌，生鱼片、生牛肉等食材未经煮熟，也可能存在细菌或寄生虫，最好避免食用。

7.勿食用不明药效的中药材：避免食用会造成子宫收缩、出血的中药材，如薏仁、红花、黄连等。有些中药材对怀孕有不良影响，因此怀孕期间服用任何中药，事前宜先请教中医师。

8.勿食用有特殊药效的食材：韭菜、山楂、芦荟等或有活血化淤功效，可能会使子宫收缩；人参会影响血液凝固功能，都应避免食用。

9.减少咖啡因的摄取：咖啡因摄取过量，会造成流产或影响胎儿发育，每天摄取不要超过300毫克。

避免"吃"出过敏儿

过敏体质与遗传关系密切，倘若父母亲中，有一人是过敏体质，则宝宝有1/3的概率是过敏儿；若父母均为过敏体质，宝宝过敏的概率即高达2/3。在怀孕的过程中，应尽量避开过敏源，守护宝宝健康。

1.找出食物过敏源：确切知道食物过敏源，避免日后误食，能彻底阻断过敏症状。

2.远离高危险群食材：高危险群食材容易诱发孕妇的过敏症状，应尽量避免，但也应注意不能因此偏食，导致营养不均衡。

3.均衡摄取蔬果：蔬果富含多种抗氧化营养素。维生素C和其他抗氧化营养素摄取不足，易影响体内免疫调节功能。

4.饮食清淡、少刺激：食材仔细清洗，避免残留的农药引发过敏；少吃甜食，以免生痰诱发气喘；太咸的食物也会增加支气管负担，引起过敏反应。

5.避免食品添加剂：食品添加剂容易诱发皮肤过敏，应尽量避免食用加工食品、油炸类、辛辣类食物。

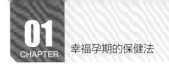

孕期必吃九大养身食物

孕期饮食要求多样化，日常生活中有一些食物非常适合孕妇食用。下表是对孕妇身体非常有益的几类食物。

食物名	入榜原因	主要营养素	食物功效
松子仁	松子仁富含维生素B_1，能提供胎儿脑神经发育过程中所需的养分	蛋白质、脂肪、膳食纤维、B族维生素、维生素E、钾、镁、磷、铁、锌	有益胎儿神经发育、可使孕妇心情愉快、补充钙质、帮助造血
上海青	上海青含有与胚胎神经发育密切相关的叶酸，叶酸是怀孕期间不可或缺的营养素	膳食纤维、维生素A、维生素C、钾、钙、铁	有益胎儿神经发育
芦笋	芦笋中富含的叶酸，能帮助胎儿健康成长，可使孕妇心情愉快，是怀孕期间重要的营养素	糖类、维生素A、B族维生素、类胡萝卜素、钾、钙、膳食纤维	有益胎儿神经发育、帮助孕妇排便顺畅
黑木耳	黑木耳含有丰富的膳食纤维，能有效改善孕妇容易便秘的问题，帮助排便顺畅	糖类、膳食纤维、B族维生素、维生素D、钾、磷、钙、铁、卵磷脂	补充钙质，预防便秘
黄豆	容易抽筋的孕妇，可适量食用黄豆，获取足够的钙质	蛋白质、脂肪、糖类、B族维生素、维生素E、钾、钙、镁、铁	有益胎儿神经发育、可使孕妇心情愉快、预防抽筋
牛奶	牛奶中富含的蛋白质，能提供胎儿器官形成所需的营养	蛋白质、糖类、脂肪、B族维生素、维生素D、钙、磷	有益胎儿神经发育、可使孕妇心情愉快、补充钙质
猪血	随着胎儿成长，所需的铁质增多，猪血、鸭血、鸡血中铁含量丰富，能帮助造血	蛋白质、脂肪、钠、磷、铁、钴	提供孕妇和胎儿所需铁质，预防贫血
蛤蜊	怀孕期间铁质的需求量增加，蛤蜊的铁含量丰富，可补充铁质	维生素A、B族维生素、钠、钾、钙、磷、铁、锌、蛋白质、牛磺酸	有益胎儿神经发育、补充钙质、帮助造血
金枪鱼	金枪鱼中富含的维生素B_6，能维护氨基酸代谢正常，减缓孕吐症状，帮助胎儿脑神经发育	蛋白质、ω-3脂肪酸、B族维生素、维生素E、钾、磷、铁、硒	可帮助孕妇保持心情愉快，帮助胎儿神经发育

怀孕期间怎么吃才正确
摄取均衡、充足的营养，兼顾卫生、美味、远离过敏源

怀孕后，孕妇的饮食不仅供应母体，还需提供胎儿成长所需，因此均衡和充足的营养摄取非常重要，且需兼顾卫生、美味，避免过敏源。

孕妇若不偏食、用餐习惯良好，胎儿也会受到影响，日后会有较好的饮食习惯。因此，建议从细节着手，既能顾及母体和胎儿的健康，同时能做好胎教。

孕妇的良好饮食习惯

❶ 定时用餐

三餐定时摄取，三餐之间可以安排点心补充能量，也有益于营养均衡。

❷ 定量用餐

用餐时分量要适量，不宜一餐不吃，另一餐又暴饮暴食。倘若增加用餐的次数，则可减少用餐的分量，以减少血糖变化的幅度。

❸ 专心用餐

用餐专心非常重要，保持愉悦的心情，对促进食欲也有帮助。

❹ 尽量摄取天然食物

尽量摄取天然的食物，新鲜又健康，避免食用加工食品和口味重、调味料多的速食或零食。

❺ 食物多样化

不宜限制食物种类，应多尝试不同类别的食物，才能获得全面均衡的营养。

❻ 纠正不良饮食习惯

纠正偏食、暴饮暴食等不良饮食习惯，以提供胎儿均衡的养分。

每天该如何摄取营养

大部分孕妇都被"一人吃，两人补"的传统观念所误导，觉得应该多吃一点才能提供胎儿足够的营养，结果常常造成母体体重增加太多。

其实孕妇每天只需要增加约300千卡的热量，大约是一个三明治的热量。把握这个原则，即可简单评估每天的营养是否足够。

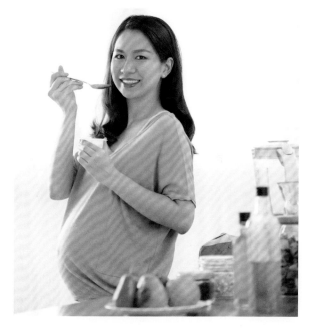

素食者该如何摄取营养

建议素食孕妇以全谷根茎类为主食，蔬菜类以"五色菜"为主，同时添加一些坚果和富含维生素C的水果。

多食用奶类及奶制品，或豆浆、豆腐，以补充钙质；红苋菜、红凤菜、红薯叶、菠菜、川七、芥菜、油菜、茼蒿、芦笋、青蒜等富含维生素A、B族维生素、铁质的蔬菜，有助于补充素食者较易缺乏的B族维生素和铁。

一般奶蛋素食者可从奶类或蛋类食物中摄取造血的重要物质——维生素B_{12}。全素者则必须额外补充维生素B_{12}，以免发生巨细胞性贫血。

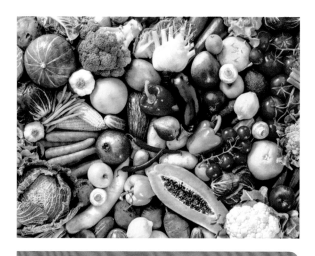

何谓"五色菜"？

"五色菜"是指红、绿、黄、白、黑五种颜色的蔬菜。中医认为，五色菜各与人体五脏相对应，青（绿）入肝，赤（红）入心，黄入脾，白入肺，黑入肾。

孕妇需要的好营养

营养成分	摄取来源	胎儿缺乏时的症状
钙	鱼类、豆类或豆制品、奶类或奶制品、燕麦、坚果、水果、绿色叶菜类食物	缺乏时不会出现症状，但日后易罹患骨质疏松症 新生儿可能有先天性佝偻病（即软骨症）、O型腿，或注意力不集中、学步缓慢等症状
锌	杏仁、豆浆、豆腐、全谷杂粮类食物	胎儿出现生长迟滞、代谢障碍、性功能发育不完全、脑细胞数量减少等症状
铁	深色蔬菜、红肉、动物肝脏、谷物、坚果、豆腐、南瓜子	孕妇可能出现贫血，间接影响胎儿发育，并且增加早产的概率
维生素B_{12}	肉类、乳制品	影响神经系统发育，或导致巨细胞性贫血
维生素D	鸡蛋、乳酪，或借由晒太阳协助合成	影响钙和磷的吸收
蛋白质	肉类、鱼、牛奶、蛋、豆类	胎儿可能出现发育迟缓、体重过轻，甚至影响智力发育

怀孕期间有哪些东西要忌口
远离烟、酒、毒品，严格替孕妇及胎儿健康把关

烟、毒品：绝对不宜

吸烟的孕妇容易早产，使胎儿发育不良。烟草中所含的化学物质会通过胎盘进入胎儿体内，影响发育，造成胎儿畸形，或胎死腹中。

此外，烟草中的尼古丁还会渗入妈妈的乳汁，进而可能对宝宝造成伤害。另外，二手烟的危害也同样惊人。

怀孕妇女若药物成瘾，或有吸毒情况，将可能导致胎儿生长迟缓，影响其智力发育，或造成早产、流产，使胎儿发生婴儿猝死综合征的概率大增。

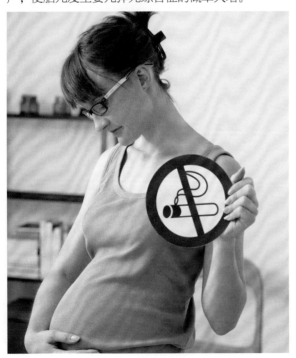

酒：少量可以，但最好避免

一般菜肴添加的酒类没有关系。少量的红酒能促进血液循环，甚至可以帮助肠道吸收铁质。

孕妇过量饮酒会诱发胎儿酒精综合征，使胎儿出现生长迟缓、脸部异常、神经系统异常等；且各类酒精性饮料多含有添加剂，可能影响胎儿脑部和神经系统发育，甚至造成智力低下、反应迟钝。

咖啡：不宜过量

咖啡中所含咖啡因，会使人感到亢奋、焦躁、失眠，过量时还会造成头痛、晕眩和代谢异常。

孕妇不必完全戒除咖啡，但是在怀孕前3个月，如果每天咖啡因摄取量超过300毫克以上（大约是3杯美式咖啡），则会增加孕早期流产的风险，孕中期以后则会影响胎儿发育。

香辣菜肴该忌口吗

许多嗜食香辣菜肴的孕妇常为妊娠中是否该忌口而感到困扰，有些人照吃不误，对身体似乎也无不良影响。

但这并不表示香辣菜肴对每位孕妇都合适，因香辣菜肴口味重，盐、糖、酱油、味精等调味料添加较多，对于血压偏高或患有妊娠毒血症、糖尿病和下肢水肿的孕妇有不良影响。

倘若经常大量食用过咸、过于刺激性的食物，可能造成水肿加剧或血压升高。因此是否该忌口，应视孕妇身体状况而定。

怀孕期间生病了可以吃药吗
服药前咨询专科医师，详细告知状况

怀孕用药影响大吗

怀孕前3个月是胚胎对外界因素最敏感的时期，且孕妇身体最好恢复健康，才能孕育健康的宝宝。

怀孕前3个月是胎儿器官发育的时候，对外界因素最敏感，此时用药最容易对胎儿产生影响。但是正确地使用药物，并不会影响胎儿；而且影响的程度，要依药物的种类、剂量、服用时间，以及宝宝对药物的敏感程度而有所变化。

中药也有副作用吗

中药也可能会有副作用，因此服用前必须咨询中医师。在服用任何药品或补品前，都应先询问过医师，确定对胎儿和自身的健康无副作用后才可服用。

有怀孕计划的女性，应尽量避免吃药；而有疾病需服用药物者，应在准备怀孕前告知医师，以方便调整剂量，或更换对胎儿较安全的药物。

孕妇用药分级观念

孕妇若是需要服用药物，务必告诉医师自己已经怀孕，医师可根据美国食品药品监督管理局（FDA）的分类，做最安全的判断给药。

怀孕用药安全分级及定义

等级	危险性	怀孕用药安全说明
A	安全	有完整的人体实验，证实对人类没有导致畸形的危险性，为安全的药物
B	可能安全	动物实验证明对胎儿没有危害，但没有经过人体实验；或动物实验证明对胎儿有影响，但人体实验证明没有影响
C	避免使用，必要时还是可以使用	动物实验证明有不良影响，但对人类尚未有足够的研究报告；或没有经过适当的动物及人体实验
D	避免使用，除非绝对必要	确定会对胎儿有不良影响；但如果孕妇非用不可，治疗效益必须超过已知风险时，才可以使用
X	确定有致畸胎性	在动物或人类研究都显示对胎儿有不良影响，怀孕期间应完全禁用

孕吐的对症食疗
饮食清淡而多样，避免造成肠胃负担

孕吐

这是孕妇怀孕初期特有的症状，因为母体无法适应体内激素等变化所引起的反应，除了感到恶心外，严重时也会伴有呕吐的症状。

缓解小秘诀

养成少量多餐的饮食习惯：通常肚子饿和吃太饱时都会比较想吐，建议少食多餐。如果吃了某些食物（如蛋白质）就想吐，建议暂时避免食用。

勿错过任何用餐时刻：要定时用餐，避免因为空腹造成血糖降低，而引起恶心、呕吐。如果真的吃什么都想吐，也不必勉强进食。

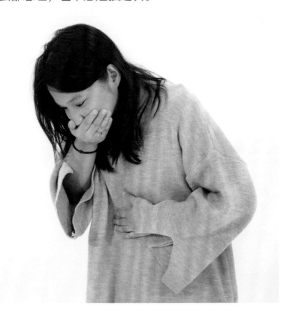

适量补充维生素B₆：可减轻孕吐症状。

补充水分：喝水可避免身体脱水，并促进新陈代谢，降低血液中激素跟黄体素的浓度。饮水中可添加少许盐分，预防孕吐所引起的低钠现象。

多休息、转换情绪：尝试有兴趣的事物，保持心情愉快，多休息，可以减轻孕吐的症状。

避免口味重、油腻、辛辣、刺激性的食物：虽然每位孕妇对食物的气味有不同反应，但任何可能引起呕吐的味道或食物，都应避免接触。

避免过食蜜饯类食物：虽然酸梅、话梅普遍为孕妇最常用来缓解孕吐的食物，但因蜜饯产品常被添加食品添加剂，建议避免过量食用。

对症营养素

维生素B₆、锌（如小麦胚芽、动物肝脏、核桃、蛋黄、黄豆、谷类、香蕉、花生、瘦肉、鱼类、萝卜、大白菜）。

对症食材

酸梅、乌梅、陈皮、紫苏、姜片等。

食谱建议

鲜味鸡汤面线 p.36、开洋白菜 p.55、酥炸梅肉香菇 p.68、姜汁炖牛奶 p.85

孕期腹部胀痛、抽筋的对症食疗
子宫压迫是引发不适的主因

腹部胀痛

因为体内激素的改变，怀孕初期下腹部胀痛是正常现象。孕中期、后期腹部胀痛，甚至胃酸返流、呕吐，则是因为子宫变大压迫到胃。

缓解小秘诀

怀孕初期腹部胀痛是正常现象，不需做任何处理。怀孕后期如果反胃或胃酸返流，宜采取少量多餐的进食原则，进食速度不宜过快，并经常保持愉悦的心情，将有助于缓解孕期不适。

对症营养素

B族维生素，钙、铁等矿物质。

对症食材

深绿色或深黄色蔬菜、水果等。

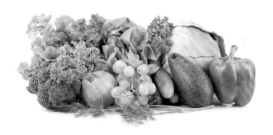

食谱建议

酥炸生蚝 p.49、芥蓝牛肉 p.50、蘑菇烧牛肉 p.51、虾酱菠菜 p.59、蒜香龙须菜 p.60、四季豆烩油豆腐 p.67、银鱼紫菜羹 p.71、蜜桃奶酪 p.86

抽筋

怀孕时的抽筋症状，多因缺乏钙质或子宫压迫导致下肢血液循环不良，一般常见小腿部位肌肉发生持续性收缩痉挛的症状。

缓解小秘诀

适时补充钙片，适度运动。

避免长时间站立或维持同一种姿势，防止因血液循环不佳而诱发抽筋。

对症营养素

维生素B$_6$，钙、镁等矿物质。

对症食材

芝麻、豆类、核桃、杏仁、松子、瓜子、牛奶、奶酪、小鱼干、绿色蔬菜等。

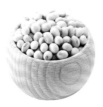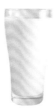

食谱建议

红薯糙米饭 p.96、黑芝麻拌枸杞子 p.145、核桃酸奶沙拉 p.147、奶油焗白菜 p.192

孕期便秘、腰酸背痛的对症食疗
规律的运动，有助于减轻症状

便秘

体内激素的改变加上子宫压迫肠道，是造成孕妇便秘的原因，随着怀孕后期子宫越大，便秘情况会越严重。

怀孕前就有习惯性便秘的女性，怀孕后便秘情况会进一步加重。

缓解小秘诀

改变饮食习惯：多喝水，多吃蔬果和高纤食物。

保持规律的运动习惯：多运动将有助于肠胃蠕动。

对症营养素

膳食纤维、B族维生素、钾等。

对症食材

全麦面包、芹菜、胡萝卜、香蕉、优酪乳、蜂蜜、黑芝麻等。

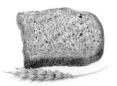 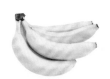

食谱建议

黑芝麻糯米粥 p.97、黑豆燕麦馒头 p.102、菠萝甜椒鸡 p.115、核桃香炒圆白菜 p.122、京酱茄子 p.124、玉米芝麻糊 p.142、金薯羊羹 p.144

腰酸背痛

随着胎儿逐渐成长，孕妇的腰部、背部、臀部承受的压力日渐增加，尤其是站立时重心会往前移，不适症状会更加明显。

缓解小秘诀

养成定时、定量的运动习惯：避免过于操劳，并减少手提重物，并定时定量运动。

借由托腹带支撑肚子：使用托腹带，可以缓解不适症状。

对症营养素

维生素C，钙、镁、铜、锰等矿物质。

对症食材

牛奶、小鱼干、黑芝麻、黑木耳、紫菜、豆类等。

 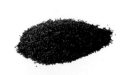

食谱建议

炒坚果小鱼干 p.103、高纤蔬菜牛奶锅 p.117、清炒黑木耳豆芽 p.126、黑芝麻山药蜜 p.141、枸杞子明目茶 p.150、红枣红豆饭 p.157、猪肝腰花饭 p.159

孕期水肿、贫血的对症食疗
多摄取维生素C、叶酸，可有效改善水肿和贫血

水肿

怀孕时因为子宫逐渐增大，阻碍下肢血液循环而引起水肿，除了常见的脚部水肿之外，甚至会出现下肢静脉曲张的情况。

缓解小秘诀

饮食均衡充足：尤其不要吃太咸，同时适度补充蛋白质。

多休息、多找机会把腿抬高：避免久站，多把腿抬高，以减轻水肿现象。

对症营养素

蛋白质、叶酸及维生素C、维生素E等。

对症食材

豆类、深绿色蔬菜、冬瓜、丝瓜、猕猴桃、番石榴等。

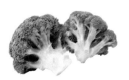 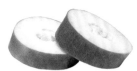

食谱建议

丝瓜蛤蜊汤 p.48、黑豆鸡汤 p.115、炒嫩油麦菜 p.120、红枣茯苓粥 p.160、冬瓜烩排骨 p.173、枸杞子红豆汤圆 p.208、焗烤香蕉奶酪卷 p.209

贫血

怀孕期间经常感到头晕、疲劳，则可能是贫血。贫血严重时，不仅孕妇体内氧气不足，甚至影响胎儿发育。

缓解小秘诀

多吃富含铁质的食物，如动物内脏、牡蛎、贝类等。另外，深绿色蔬菜、樱桃、葡萄等，也能预防贫血。

对症营养素

维生素B_{12}、维生素C、维生素E、蛋白质、叶酸和铁质等。

对症食材

动物红肉、鸡蛋、奶酪、深绿色蔬菜等。

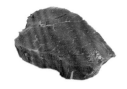 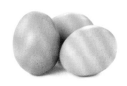

食谱建议

什锦圆白菜饭 p.159、干贝芦笋 p.167、滑蛋牛肉 p.176、四季豆炒鲜笋 p.184、奶油草菇西蓝花 p.186

定期产检，母婴健康
完善的产检，把握适当处理时机，为母婴健康把关

怀孕过程中应进行产检的时程为：

妊娠第一期（16周以前）： 计3次（每4周检查1次）。

妊娠第二期（17～30周）： 计3次（每4周检查1次）。

妊娠第三期（30周以后）： 计8次（前4次每2周检查1次，后4次每周检查1次）。

一定要做的产前检查有哪些

产前检查应从何时开始

产前检查的理想时间，应从确定怀孕时开始。一般建议在月经过期即验尿检查是否怀孕，如果怀孕，应立刻找医师接受超声波检查，以确定胚胎是否正常着床在子宫内，并且精确地算出预产期，以及日后的产检时间表。

例行的检查项目包括哪些

问诊内容： 本胎不适症状。首次问诊时会询问家族疾病史、孕妇疾病史、过去的怀孕史。

身体检查： 体重、血压、腹围、子宫高度、胎心音、胎位、水肿、静脉曲张。若是首次问诊，将检查体重、身高、血压、甲状腺、乳房，及做子宫颈抹片检查。

实验室检查： 尿蛋白、尿糖。首次问诊另包括血液常规、梅毒、艾滋病。

产检项目说明

项目	产检内容说明
体重	增加太快，可能是水肿或胎儿过大所造成。增加太少，则要注意是否影响胎儿发育。
血压	若怀孕20周后，血压高于140/90 mmHg，应追踪检查是否为妊娠高血压或妊娠毒血症。
尿蛋白	使用试纸验尿，若有尿蛋白，则应注意血压变化，注意是否发生妊娠高血压等疾病。
尿糖	尿糖指数偏高，需注意是否有妊娠糖尿病。
子宫底高度	从子宫底到耻骨的距离，估计子宫大小及胎儿大小。
胎心音	胎儿7周以上，即可通过腹部超声波看到心跳。14周以上，可在肚子上听到胎儿的心跳。
胎位	指胎儿的头与孕妇骨盆的相对位置。怀孕期间，胎儿不停地活动，但到后期头应该朝下，呈倒立状，这是正常的胎位。
胎动	通常第一胎在20周、第二胎在16～18周，孕妇可感受到胎动。胎动不仅能让孕妇了解胎儿的活动力，还可借此和胎儿建立情感。

如何舒缓孕期七大常见不适
遵照医嘱，建议从改善饮食和生活习惯着手

蛀牙、牙周病

因怀孕时新陈代谢较旺盛，若牙齿清洁不彻底，易发生细菌感染，导致蛀牙和牙周病，严重的牙周病还可能造成早产等并发症。

一般牙医师不太愿意替孕妇治疗牙病，建议女性在计划怀孕时，宜先请牙医师检查牙齿，确保口腔健康，才不用担心往后可能发生的不适。

失眠

怀孕初期的严重孕吐和怀孕后期腹部增大，都会造成孕妇失眠和睡眠质量下降，对于需要充分休息的孕妇影响极大。

孕期中，孕妇宜采取侧睡姿势，不仅有助血液循环，有利胎儿的供氧，而且可减轻腹部直接压迫腰部和胃肠等器官的压力，较能轻松入睡。不过如果觉得平躺比较舒服也无妨。

胸闷、心悸

由于孕妇在怀孕期间新陈代谢旺盛，心脏负荷量比起平日增加，会导致心跳加快。怀孕后期则因为子宫压迫到胸腔而造成胸闷、呼吸困难。

当症状发生时，孕妇宜充分休息，抬头深吸一口气，使呼吸平缓些，平时亦可练习产前伸展操或孕期瑜伽，以改善呼吸状况。

缺铁性贫血

缺铁性贫血主要是怀孕的生理变化引起。由于母体营养靠血液供输至脐带给胎儿，倘若孕妇出现缺铁性贫血，将不利胎儿发育，需加强摄取富含铁质的动物肝脏或深绿色蔬菜，每日服用含铁剂的复合维生素。

孕妇若贫血现象严重，常有头晕、心跳加快或体力衰弱等情形，可补充铁剂或早日就医。

腹痛、胃肠炎

孕期应特别当心发生腹痛，如伴随发热、腹泻等现象，可能是食物中毒或细菌性肠炎引起，不可自行服药，需尽快就医。

腹痛如伴随子宫收缩或出血，则可能是流产或早产前兆，务必尽快至医院检查。

腰酸背痛

孕妇在孕期中因为腹部增大，使重心向前移，行走或站立时习惯往后倾，长期下来易导致腰酸背痛，脊椎和骨盆关节肌肉疲劳。

出现背痛的情形时，宜多休息，保持正确姿势，适度按摩下背部或热敷，平日避免提举重物，床垫不宜太软，必要时不妨使用托腹带支撑腹部，以减轻背部负荷。

腿部抽筋

孕妇缺钙会引起小腿抽筋，加上孕期中子宫压迫，导致下半身血液循环不佳，增加抽筋的概率。

小腿抽筋时，可将下肢伸直，按摩腿部抽筋处，有助缓解。平日建议多补充钙质，适当做温和的运动，以促进血液循环。

做好孕前准备工作
健康的体能、良好的习惯，是迎接宝宝的第一步

维持身体最佳健康状态

女性应在体能状态最好的情况下准备怀孕，以免影响胎儿健康。怀孕前应进行全身健康检查，如果有重大疾病，应该先请教妇产科医师。

但X线摄影、CT等检查，应安排在经期过后立即进行，以确定没有怀孕。

饮食均衡，体重控制得宜

怀孕前应培养均衡、健康的饮食习惯，而且最好在怀孕前3个月开始补充叶酸。

如能从均衡的饮食中补充叶酸最佳，若多为外食，可直接服用叶酸，并注意维持适当的体重；若本身已经过重或肥胖，则应先控制体重，切勿服用减肥药，以免影响胎儿健康。

戒除烟酒，谨慎服用药物

怀孕前，夫妻都应该戒除吸烟、喝酒，甚至是药物滥用等不良习惯，以免影响胚胎质量，造成胎儿发育迟缓或先天性畸形。

在怀孕期间或是有怀孕可能时，应与医师充分讨论后才能服用药物，一般市售的成药也不宜自行服用。

遗传、疾病照护咨询

若女性年龄已超过34岁，或有家族遗传性疾病史，应考虑进行遗传咨询，以确保胎儿健康。

本身有重大疾病者，宜先治疗或控制好病情再怀孕。本身的病史应详细告诉医师，以便进行评估，并在怀孕后进行特别照顾。家族有遗传性疾病者更需请医师仔细评估。

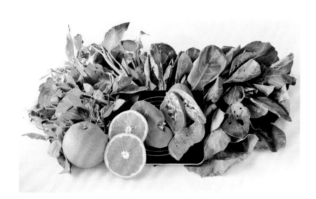

怀孕前健康检查的重点
1. 子宫颈抹片
2. 乳房检查
3. 牙科诊疗
4. 遗传咨询

（年龄超过34岁的女性，需增加第4项检查）

好胎教从好心情开始
怀孕心情差，对胎儿有不良影响

情绪失调，造成忧郁

部分孕妇因为担心胎儿健康、自己身材走样、家庭问题，或因为外在环境的压力，使得情绪容易失控、不稳定，甚至相当忧虑。

包括初产妇、高龄产妇，曾经有流产经验、个性较要求完美，或工作压力大，甚至对生男生女期望过高的孕妇，都有可能影响怀孕情绪，变得多愁善感，容易沮丧、哭泣。

而原本就有忧郁症状的女性，怀孕后更易复发，产后忧郁的发病率又比产前忧郁要高。

有些孕妇为了维护胎儿健康，对很多原则非常坚持，限制太多，结果造成自己精神压力过大，反而对胎儿有不良影响。例如当真的非常想吃冰淇淋时，偶尔浅尝放松心情，并不会对胎儿造成任何伤害。

通过胎教，让胎儿感受到爱

科技的进步，让人们知道胎儿在孕期中已发展出触觉、味觉、听觉，对光有反应，甚至有做梦、记忆、思考的能力。在胎儿的小脑袋瓜里，早已有序运作着，也因此证实胎教是有其根据的。

所谓胎教，不仅是聆听故事、古典音乐，或欣赏美的事物，更重要的是，孕妇要随时保持愉悦的心情，创造平静和谐的氛围，让胎儿感受到大家对他的爱。

最简单的方式就是保持心情愉快，可以和胎儿多说话，传达父母的爱，并且让他了解外面的世界有什么变化；和胎儿建立沟通桥梁，有助亲子关系的建立，不仅可以改善孕妇的心情，有助于彼此情感交流，也更能孕育出健康快乐的胎儿。

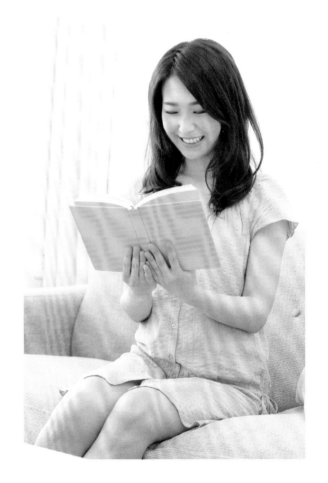

适当运动，有益于孕期健康
适当的运动有助于分娩，可改善腰酸等不适

运动有益孕期生活

传统观念中认为，怀孕初期为避免动到胎气，应该少动，多休息，但其实只要没有流产的迹象，经过医师专业的评估，维持适当的运动，绝对有益于孕妇健康及胎儿发育。

若孕妇在怀孕前就有规律的运动习惯，怀孕后应该继续保持；若原本没有运动习惯，怀孕后可尝试散步或简单的伸展操，既能保持身体的柔软度，增加体力和耐力，有助于分娩，又能控制怀孕期间的体重。但是运动需要适量，切勿过度，也不适合增加训练量，使身体的负担过大。

女性在怀孕后，身体状态会变得不同，怀孕前可以轻松做到、做得很好的动作，在怀孕后可能会因为体重增加、平衡感变差、身体变得臃肿而不方便，因此应谨慎选择运动项目。

适合孕妇的运动类型有哪些

散步：散步是最温和的运动，最好一天能步行20~30分钟。

游泳：利用水的浮力和支撑，可以让孕妇完全放松，即使不会游泳，也可以在泳池中做些简单的伸展操，舒展筋骨。

伸展操：可以使肌肉与筋骨变得柔软，有助于分娩。近来流行孕妇瑜伽，也是很好的运动选择。

骑自行车：骑普通车或骑健身房专用的固定式自行车，均是很适合孕妇的运动。但怀孕时孕妇体重增加，且平衡感和重心改变，要注意不要摔倒。

专为孕妇设计的有氧舞蹈：避免跳跃、有震荡性或突然改变方向等动作。适度的有氧运动对孕妇有益，可以改善孕妇体能。

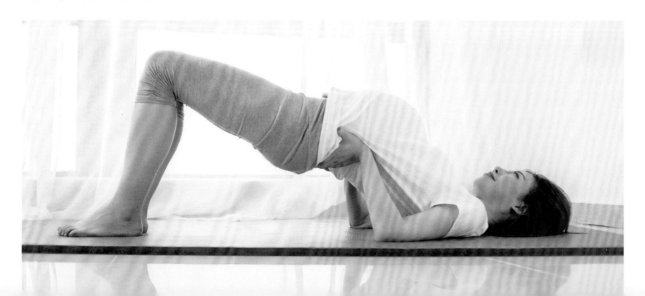

美丽孕妇的肌肤保养指南
把握天然、无香料原则，孕妇美丽、胎儿健康

孕期中如何选用保养品

化妆保养品直接与皮肤接触，容易经由皮肤进入人体的循环系统，经脐带传送至胎儿，孕妇切勿贪图一时的美丽，而造成宝宝终生的遗憾。

选用天然、无特殊香味的产品

孕期中使用化妆品，必须特别当心产品中的毒性成分，以免对母体和胎儿生长造成影响。

大部分的化妆品均对孕妇相当安全，但有些化妆品含有防腐剂成分对羟基苯甲酸酯类（Paraben），可能会引起DNA细胞突变，因而导致胎儿畸形。

大原则是避免使用味道很重的产品。另外，有些美白的化妆品和痤疮类药物含有异维A酸成分，在孕期绝对不可使用，以免造成胎儿畸形。

含色素的化妆品，大部分含有煤焦油成分，长期使用，有导致胎儿畸形的风险；部分劣质的化妆品掺有铅、汞和铬等重金属成分，渗入皮肤，会在血管内沉积，间接影响胎儿细胞，造成先天性缺陷。

身上出现妊娠纹怎么办

妊娠纹是不少孕妇，甚至产后女性挥之不去的梦魇，到底有什么方法，才能预防这些恼人的"不速之客"呢？

擦乳液或除纹霜

随着怀孕时肚子撑大，皮肤组织被迫急速地配合延展，当皮肤下的结缔组织断裂，就会形成所谓的妊娠纹。

建议孕妇可在腹部、大腿、乳房、背部等容易产生妊娠纹之处按摩，并多擦些性质温和，能缓解肌肉紧张的乳液或除纹霜。

控制体重

倘若孕妇体重快速增加，肚皮撑得越大，就越容易长妊娠纹。

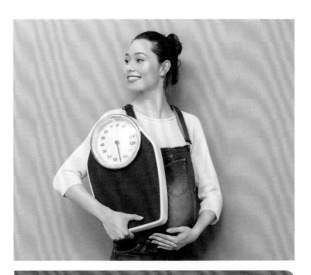

凡士林可有效预防妊娠纹吗

一般油性保养品较不会添加防腐剂、安定剂。油性的凡士林具有高度保湿性，非常滋润，适度涂抹、按摩肚皮，多少有些预防妊娠纹的效果。

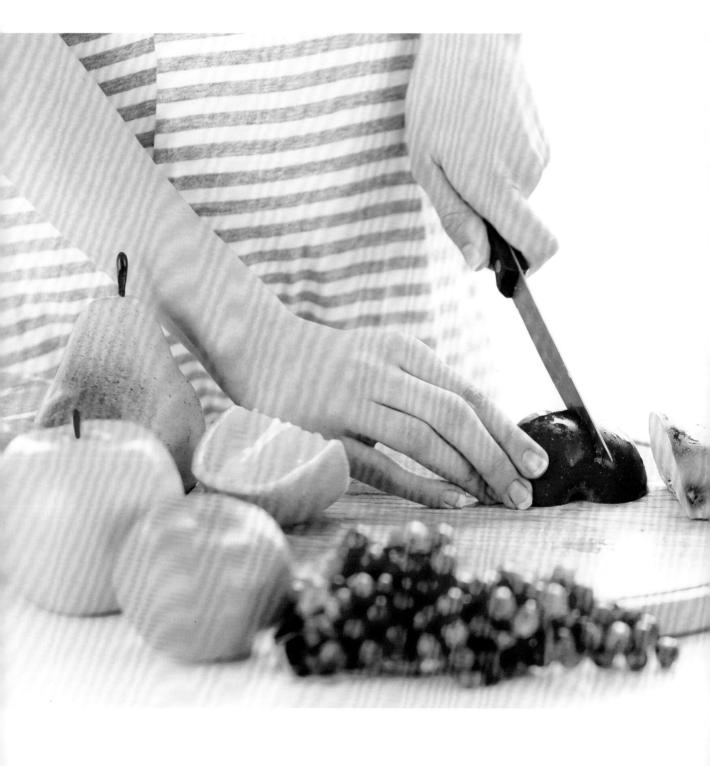

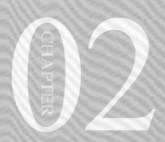

怀孕三阶段
这样吃最健康

孕期三阶段如何吃得好又巧?
本章精选 300 多道养生健康菜肴,
让你 10 个月吃对好食物,
自身、胎儿都健康。

➡ 第一孕期 怀孕14周及以前
➡ 第二孕期 怀孕15~28周
➡ 第三孕期 怀孕29周及以后

第一孕期（怀孕14周及以前）
规律的运动，有助于缓解症状

食补重点

早餐：以肉类和动物内脏类等富含蛋白质的食物为主。

中餐：多吃低脂、高蛋白食物，如海鲜类，并搭配蔬菜、水果。

晚餐：以清淡食物为主，避免进食大鱼大肉。

营养需求

怀孕初期需要补充适量的营养素，尤其要多摄取富含动物性蛋白质、锌、铁、叶酸的食物。

养身特效食材

紫菜、海带、黄豆、西红柿、黑芝麻、绿叶蔬菜等。

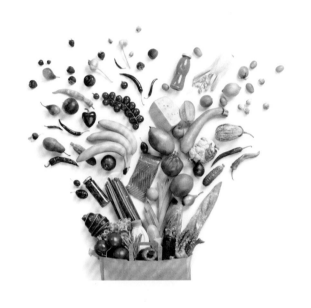

第一孕期要吃些什么

富含动物性蛋白质的食物：猪肉、牛肉、鸡肉、鱼肉、羊肉等。

富含锌的食物：牛奶、豆类、小麦胚芽、牡蛎、虾、紫菜、红豆、南瓜子等。

富含铁的食物：瘦肉（红肉）、猪肝、猪血、贝类、黄豆、红豆、紫菜、海带、黑木耳、黑芝麻、坚果类、绿叶蔬菜等。

富含叶酸的食物：动物内脏、豆类（如扁豆、豌豆）、绿色蔬菜（如芦笋、菠菜、西蓝花）、柑橘类水果（如柳橙、橘子、柠檬、葡萄柚）等。

为什么要这样吃

- 动物性蛋白质可以提供胎儿生长、脑细胞发育，以及母体子宫、乳房发育所需的营养，同时也容易被人体消化吸收。

- 锌对于确保胎儿出生后的正常发育非常重要。锌的摄取量不足，可能会影响胎儿出生时的体重。

- 怀孕期间会消耗母体体内不少的铁质，一旦缺铁，除了可能导致贫血外，严重时甚至会造成胎儿早产，或体重较轻。

- 怀孕期间缺乏叶酸，母体可能会出现贫血、倦怠、晕眩等症状，严重时甚至导致流产、早产，或胎儿神经管缺损等情形。

中医调理原则

- 饮食宜清淡、精致且熟烂，此时适合滋补，而不适合温补，否则容易导致胎动、胎热，严重时甚至会导致流产。
- 怀孕初期，适合吃酸味的食物，如酸梅、酸味的羹汤等，不宜吃辛辣、燥热的食物，以防止口干舌燥、排便不顺畅。
- 不宜盲目进补或自行补充营养剂：有些营养品、补品不宜在怀孕期间食用，倘若未经咨询服用，反而会对母体造成不好的影响，如人参、桂圆等。而服用营养补充剂，也需要在医师或营养师的指导下进行。

孕期特征

- 怀孕的前3个月是胎儿发育的重要阶段，此时胎儿的五官、心脏及神经系统已开始形成。
- 怀孕初期的症状，包括月经停止、尿频、容易疲倦、乳房有瘙痒感、乳晕颜色变深，以及经常有恶心、呕吐的感觉。

食疗目的

- 帮助胎儿健康成长、发育。
- 避免怀孕初期因为缺乏锌而感到倦怠，或有早产的情况。
- 预防孕妇产生贫血的现象，同时促进胎儿神经系统的发育。

营养师小叮咛

- 此阶段胚胎还小，孕妇的体重只增加1~2千克，此时所需要的热量、营养素并不多，维持正常的饮食，即可供应第一孕期所需的营养。
- 这个时期容易孕吐、反胃，孕妇起床后可先吃一些杂粮馒头或苏打饼干，再刷牙，以避免孕吐。
- 少量多餐，并在两餐中间补充点心，可以使血糖稳定，并帮助摄取足够的营养。
- 咖啡因、浓茶或含糖饮料应尽量避免。冰品也容易引起不适，并务必远离烟、酒。

营养需求表

一般怀孕女性每日营养素建议摄取量（中国居民膳食营养素参考摄取量DRIs）

营养素	每日建议摄取量
蛋白质	体重kg×（1g~1.2g）+10mg
锌	12mg+3mg
铁	15mg
叶酸	0.4mg+0.2mg

第一孕期营养师一周饮食建议

时间	早餐	午餐	点心	晚餐
Day 1	蛤蜊麦饭p.34 南瓜蘑菇浓汤p.76	米饭 柠檬鳕鱼p.42 香菇炒芦笋p.62	葡萄干腰果蒸糕p.88	酸菜鸭肉面线p.36 银鱼紫菜羹p.71
Day 2	芦笋墨鱼饺p.47 核桃芝麻糊p.81	黄金三文鱼炒饭p.35 竹荪鸡汤p.77	红豆杏仁露p.83	米饭 丝瓜蛤蜊汤p.48 蒜香龙须菜p.60
Day 3	鲜味鸡汤面线p.36	排骨糙米饭p.33 奶香鲜贝烩西蓝花p.41	松子甜粥p.81	米饭 黄瓜炒肉片p.52 凉拌菠菜p.58
Day 4	土豆煎饼p.40 芝麻香蕉牛奶p.90	米饭 甜椒鸡柳p.54 碧玉白菜卷p.55	蜜桃奶酪p.86	海带糙米饭p.33 紫菜玉米排骨汤p.74
Day 5	香甜金薯粥p.35 虾仁炒蛋p.44	三文鱼蒜香意大利面p.38 胡萝卜肉汤p.75	藕节红枣煎p.85	米饭 牡蛎豆腐羹p.49 黑木耳炒芦笋p.63
Day 6	南瓜荞麦馒头p.39 核桃糙米浆p.91	米饭 芥蓝牛肉p.50 黑木耳炒芦笋p.63	甘麦枣藕汤p.80	高纤苹果饭p.34 芝麻虾味浓汤p.71
Day 7	什锦海鲜汤面p.37	米饭 蘑菇烧牛肉p.51 腰果炒虾仁p.45	松子红薯煎饼p.87	米饭 豌豆炒鸡丁p.54 香蒜南瓜p.64

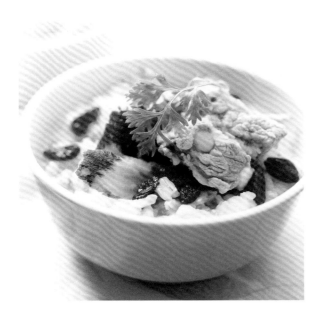

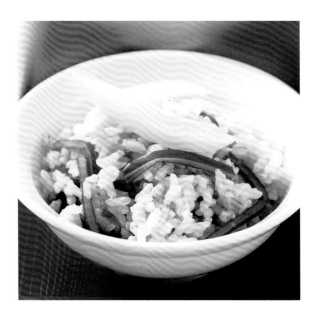

排骨糙米饭

增进食欲＋增强免疫力

材料：
小排骨、糙米各200克，葱1根，枸杞子、欧芹叶各适量

调味料：
盐、酱油、香油、白胡椒粉各少许

做法：
① 糙米用水浸泡4个小时，葱切段备用。
② 小排骨剁块，汆烫后用水冲净。
③ 将小排骨、葱段与糙米、枸杞子放入电锅中，并加调味料，外锅放3杯水，按下开关煮至开关跳起即可；出锅后撒上欧芹叶。

滋补保健功效

糙米含有维生素 B₁、维生素 E 和铁等，可补充孕妇所需的营养，促进血液循环，并提高免疫力。排骨能提供身体能量，增强孕妇食欲。

海带糙米饭

强健骨骼＋预防便秘

材料：
糙米饭2碗，海带50克，新鲜芒果青60克

调味料：
盐1/6小匙，白糖1/2小匙

做法：
① 海带洗净切丝，芒果青洗净切片备用。
② 海带、芒果青与调味料拌匀，腌10分钟。
③ 糙米饭盛碗，放上做法②的材料即可。

滋补保健功效

糙米含有 B 族维生素、维生素 E、铁、维生素 K 和膳食纤维等。维生素 E 抗氧化力强；维生素 K 可强健骨骼；膳食纤维能增加肠胃蠕动，预防便秘。

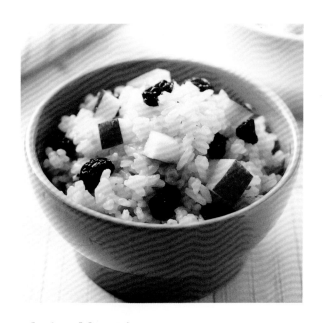

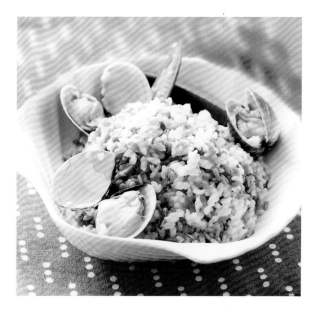

高纤苹果饭

······························

润肠通便＋消除疲劳

材料：

苹果150克，葡萄干30克，大米60克

调味料：

盐1/4小匙

做法：

❶ 苹果洗净切小丁。

❷ 将大米、葡萄干、苹果丁拌匀后加水，放入电锅内蒸熟即可。

滋补保健功效

　　苹果富含膳食纤维、有机酸、果胶，熟食具有通便、帮助消化的作用；其中所含的钾、镁还能预防和消除疲劳。

蛤蜊麦饭

······························

强身健体＋有益胎儿健康

材料：

小麦50克，米饭60克，蛤蜊100克，秋葵适量，葱花20克，姜末5克

调味料：

酱油、米酒各1/4小匙，胡椒粉少许，橄榄油1小匙

做法：

❶ 小麦泡水20分钟，秋葵洗净切好备用。

❷ 热油锅，爆香姜末，加米饭和小麦翻炒。

❸ 续入蛤蜊、秋葵及适量的水略炒，再加酱油、胡椒粉和米酒拌匀焖煮至熟。

❹ 加入葱花炒香即可。

滋补保健功效

　　蛤蜊高蛋白、含锌量高，有助于胎儿发育；搭配高纤、高蛋白的小麦，相当适合孕妇在怀孕期间食用。

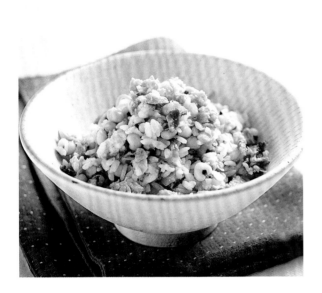

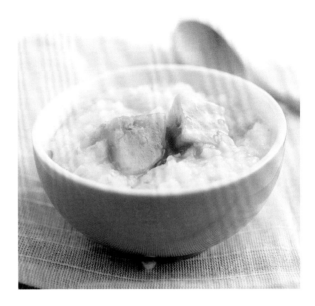

黄金三文鱼炒饭

帮助胎儿脑部发育＋增强抵抗力

材料：
米饭300克，三文鱼90克，鸡蛋1个，葱1根

调味料：
盐、胡椒粉、料酒各适量，橄榄油1大匙

做法：

❶ 三文鱼洗净切成小丁；鸡蛋打成蛋汁；葱切成末，备用。

❷ 热油锅，先爆香三文鱼丁及葱末，加入少许料酒及蛋液炒散后，续入米饭，添加少许盐、胡椒粉调味，拌炒均匀后即可。

滋补保健功效

　　三文鱼含有大量的维生素A，可增强抵抗力、预防感冒；丰富的DHA及ω-3成分，是胎儿大脑发育不可缺少的营养素。

香甜金薯粥

促进排便＋提升代谢

材料：
块状红薯100克，大米50克

调味料：
盐1/2小匙

做法：

❶ 大米泡水3小时，备用。

❷ 汤锅加入适量的水煮开，放入大米、红薯块及盐，以小火慢煮，边搅拌边煮至熟即可。

滋补保健功效

　　红薯含有帮助消化的膳食纤维，也是一种碱性食物，是促进排便、促进代谢的最佳食材，有助排毒、保持血管弹性。

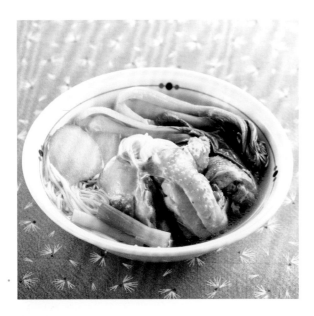

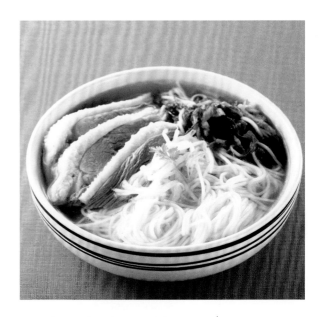

鲜味鸡汤面线

消除胀气＋补充营养

材料：

鸡腿1只，面线300克，上海青4棵，老姜8片，葱段5克

调味料：

盐少许

做法：

① 鸡腿洗净切块，余烫后用水冲净。

② 将鸡腿块、老姜片、葱段放入电锅中，外锅加3杯水，鸡腿熟后盛出，加盐调味。

③ 面条煮熟放凉，上海青烫熟，一起加入做法②中的食材即可。

滋补保健功效

姜具有止吐、刺激胃液分泌、振奋食欲、促进消化、消除胀气的作用；鸡汤则可增补孕妇体力，补充胎儿所需的蛋白质。

酸菜鸭肉面线

增进食欲＋帮助消化

材料：

鸭肉300克，酸菜100克，姜丝15克，面线400克，高汤500毫升

调味料：

盐1/4小匙，香油1/2小匙

做法：

① 鸭肉、酸菜洗净，分别切片和切丝；面条用滚水煮熟，放凉备用。

② 汤锅中放入高汤、鸭肉、酸菜、姜丝烹煮。

③ 煮滚后，加入面线略煮，放入香油、盐调味即可。

滋补保健功效

酸菜味道咸酸，可增进孕妇食欲、帮助消化；鸭肉是含铁量最丰富的肉品之一，适当补充，可预防贫血。

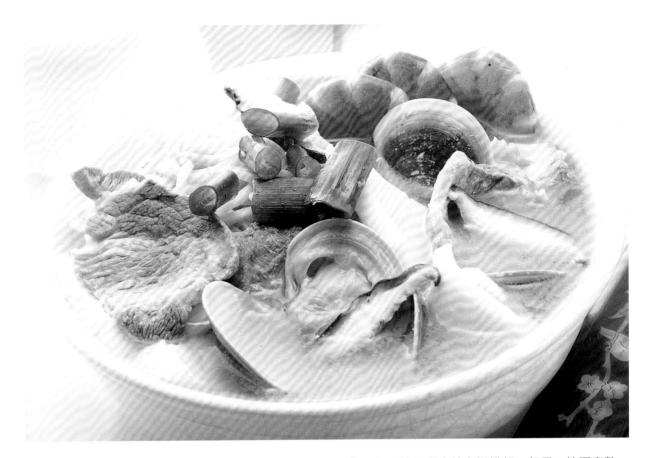

什锦海鲜汤面
增强体力＋促进代谢

材料：

猪里脊肉、墨鱼各50克，草虾80克，葱段10克，蛤蜊（已吐沙）4个，拉面120克，高汤350毫升，香菇丝少许

调味料：

盐1大匙

做法：

❶ 墨鱼洗净切小段；猪里脊肉洗净切小片，备用。

❷ 墨鱼、猪里脊肉片氽烫捞起，备用；拉面煮熟，备用。

❸ 高汤煮滚，放入所有食材（葱段除外），加盐调味，煮至蛤蜊壳开，撒上葱段即可。

滋补保健功效

虾含有蛋白质、维生素、钙、磷尤其丰富，是壮骨佳品，可增强体力、促进新陈代谢。此道面食能帮助孕妇获得充分的营养。

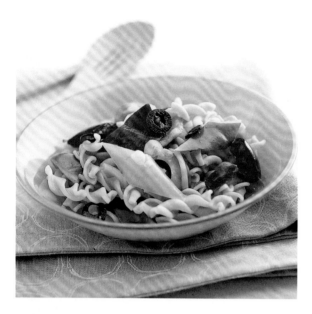

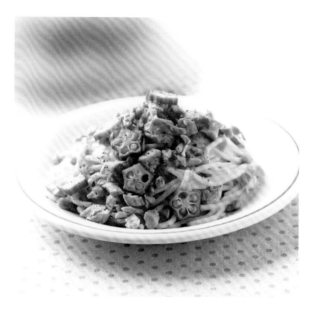

甜椒螺丝面
抗氧化＋舒缓牙龈出血

材料：
螺丝面150克，红辣椒丁50克，黄椒丁、青椒丁各30克，蒜片、橄榄各少许，高汤200毫升

调味料：
盐适量，奶酪粉20克，橄榄油2大匙

做法：
1. 螺丝面放入沸水中，煮8～10分钟捞起，备用。
2. 热油锅，炒香蒜片，加入红辣椒丁、黄椒丁、青椒丁拌炒约1分钟。
3. 放入盐和高汤略煮，再放入螺丝面拌匀，起锅时撒上奶酪粉、橄榄即可。

滋补保健功效
　　红辣椒、黄椒含丰富的维生素 A、维生素 C 和 β-胡萝卜素，且对怀孕期间舒缓牙龈出血的症状颇有助益。

三文鱼蒜香意大利面
补充营养＋增强智力

材料：
意大利面80克，三文鱼100克，秋葵片10克，蒜蓉5克

调味料：
盐适量，橄榄油1大匙

做法：
1. 三文鱼洗净切丁，秋葵片焯烫放凉，备用。
2. 将意大利面加盐1小匙，用滚水煮熟捞起，备用。
3. 热油锅，放入蒜蓉爆香后，续入三文鱼丁和盐翻炒，最后加入意大利面、秋葵片拌炒即可。

滋补保健功效
　　多吃三文鱼可摄取优质蛋白质和 EPA、DHA 等多不饱和脂肪酸，对于孕妇补充营养、促进胎儿脑部发育，均有不错功效。

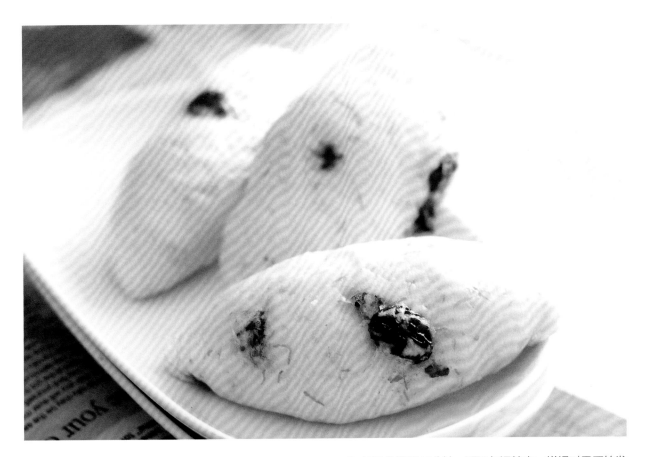

南瓜荞麦馒头
增强体力＋润肠通便

材料：
熟荞麦30克，葡萄干10克，熟南瓜泥20克，中筋面粉100克

调味料：
白糖1大匙，酵母、泡打粉各1小匙

做法：
❶ 所有材料和调味料混合，加50毫升水揉成光滑的面团。

❷ 冬天约发酵10分钟；夏天气温较高，搓揉时已开始发酵，动作宜快，只需发酵5分钟。

❸ 将面团搓成长条、切段，放在铺有蒸笼纸的蒸盘上。

❹ 发酵20分钟，以大火用蒸笼蒸10分钟即可。

滋补保健功效

　　荞麦含丰富的膳食纤维，具有润肠通便的作用，能预防便秘发生。南瓜和面粉中的碳水化合物可提供足够能量。

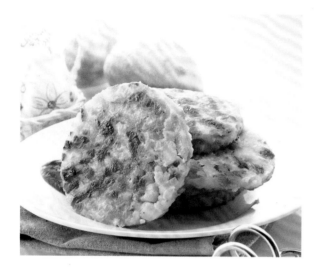

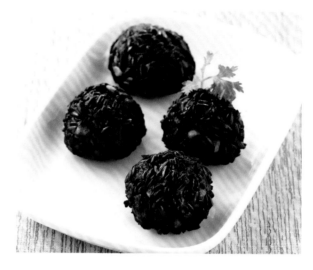

土豆煎饼

提高免疫力＋利水消肿

材料：

土豆150克，洋葱80克，胡萝卜20克，鸡蛋1个，猪绞肉250克，姜末5克

调味料：

胡椒粉少许，香油、蚝油各1小匙，盐1/4小匙，橄榄油4大匙

做法：

❶ 土豆去皮蒸熟捣碎，蛋打成蛋汁，洋葱洗净切末，胡萝卜洗净切细丁，备用。

❷ 将做法❶的食材搅拌，加入猪绞肉和所有调味料拌匀，用手捏成想要的大小。

❸ 热油锅，将饼煎至呈金黄色即可。

滋补保健功效

土豆热量低、富含膳食纤维，既可满足人体所需营养，又可强化免疫力，且含钾丰富，有助排泄身体过多的水分。

紫米珍珠丸子

补肾健脾＋调理肠胃

材料：

紫米100克，猪绞肉10克，虾仁5克，香菇2朵，香菜少许

调味料：

盐1/4小匙，白糖2小匙，胡椒粉少许

做法：

❶ 紫米泡水4小时沥干，香菇泡发后切细丁，虾仁以刀背拍打成泥。

❷ 将猪绞肉、虾泥、香菇丁与调味料调和，打至起胶即可。

❸ 将做法❷的食材用手挤成球状，放在沥干的紫米上均匀地滚上一圈，放入蒸锅中蒸约30分钟，放香菜装饰即可。

滋补保健功效

紫米含有人体所需的氨基酸成分，蛋白质含量高，具有滋阴、补肾、健脾的功效；其中丰富的膳食纤维，可调理孕妇肠胃。

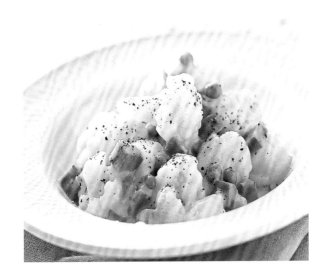

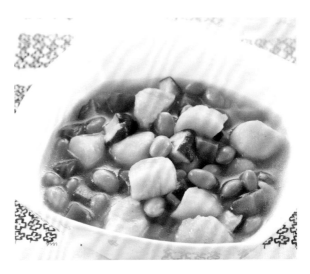

奶香鲜贝烩西蓝花

红润脸色＋减少皱纹

材料：

西蓝花100克，新鲜干贝2个，青豆20克，胡萝卜30克，牛奶60毫升，高汤2大匙

调味料：

黑胡椒粉少许，橄榄油1小匙，盐1/4小匙，淀粉1/2小匙，水淀粉少许

做法：

1. 西蓝花洗净切小朵，胡萝卜洗净切丁，分别用滚水焯烫，再浸泡于冷水中。
2. 热油锅，加入胡萝卜丁、青豆、干贝和西蓝花略炒，倒入牛奶、高汤和盐，大火煮滚后转小火，煮至入味，加水淀粉勾芡略煮，撒上黑胡椒粉即可。

滋补保健功效

　　西蓝花富含维生素C，可促进干贝中铁质的吸收，使脸色红润。干贝富含蛋白质，经常食用，可使肌肤有弹性。

毛豆炒鲜贝

增强体力＋补肾强身

材料：

毛豆300克，干贝200克，胡萝卜、香菇各100克，葱花、姜末各适量，高汤400毫升

调味料：

盐、香油各1/4小匙，胡椒粉1/2小匙，橄榄油、水淀粉各1大匙

做法：

1. 胡萝卜洗净切丁，和毛豆放入滚水中焯烫；香菇去蒂切丁。
2. 热油锅，放入姜末、葱花爆香，加入香菇炒香，倒入高汤煮滚。
3. 毛豆、胡萝卜丁、干贝放入做法2的油锅中拌炒，加盐、胡椒粉，以水淀粉勾芡，起锅前淋上香油即可。

滋补保健功效

　　毛豆可促进胃肠蠕动、预防便秘；干贝含丰富的蛋白质及碘，有滋补肾脏的功效，经常食用，可以增强体力。

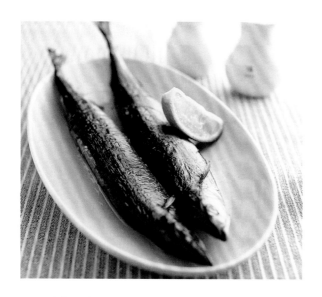

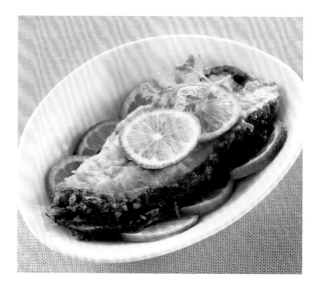

香煎秋刀鱼

补充体力＋健脑益智

材料:
秋刀鱼2条，柠檬少许

调味料:
盐少许

做法:
① 秋刀鱼洗净、去鳃，清除内脏后，擦干水分，在鱼身均匀涂抹盐备用。
② 将秋刀鱼放入烤箱，以180℃烧烤约20分钟。
③ 食用前挤上柠檬汁即可。

滋补保健功效

　　秋刀鱼含有蛋白质、钙质、DHA及维生素D，能促进胎儿脑部发育、补充孕妇所需营养；柠檬富含维生素C，可增强抵抗力。

柠檬鳕鱼

增进食欲＋促进胎儿成长

材料:
鳕鱼片200克，鸡蛋1个，柠檬半个

调味料:
盐、胡椒粉、低筋面粉、香菜叶各少许，橄榄油2小匙

做法:
① 鳕鱼片洗净，在鱼肉两面均匀抹上盐、胡椒粉，略腌。
② 鸡蛋打散；鳕鱼沾上薄薄的蛋液，再裹上低筋面粉。
③ 热油锅，用小火将鳕鱼煎至两面呈金黄色。
④ 将柠檬切片铺在碟子上、鳕鱼上；鳕鱼用铝箔纸包裹，放进预热的烤箱内烤20分钟，食用前滴上少许柠檬汁，撒上香菜叶即可。

滋补保健功效

　　鳕鱼富含蛋白质、维生素A、维生素D，营养容易吸收，可补充胎儿初期发育所需的营养成分。柠檬不仅能去除腥味，还可增进孕妇食欲。

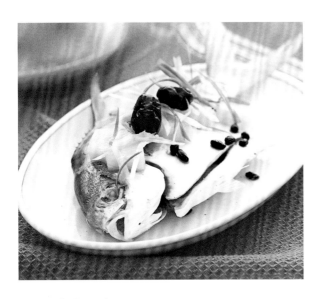

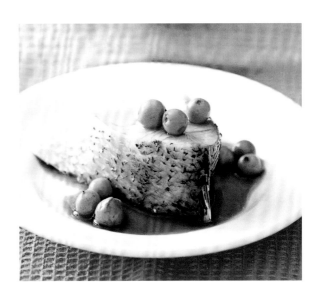

豉汁鲳鱼

增加食欲＋补充营养

材料：

鲳鱼350克，豆豉20克，葱丝、姜丝、蒜蓉、红枣各少许，菠萝罐头120克

调味料：

米酒、酱油各1大匙，盐少许

做法：

1 鲳鱼去内脏洗净，鱼两面各划2道斜纹，抹盐备用。

2 鱼淋上酱油、米酒，上面放豆豉、适量菠萝、姜丝、葱丝、红枣和蒜蓉。

3 取一蒸锅，水滚后放入鱼，以大火蒸15～20分钟，待鱼熟即可。

滋补保健功效

　　鲳鱼含有多不饱和脂肪酸，孕妇多吃可补充营养；豆豉能开胃，食欲不好的孕妇食用此道菜可增加食欲。

树子鲈鱼

滋补开胃＋安胎养身

材料：

七星鲈300克，姜3片

调味料：

Ⓐ 酱油、白糖各1大匙，香油、醋、胡椒粉各1/2小匙，盐1/4小匙

Ⓑ 树子300克，酱油1大匙，白糖1小匙，香油、醋、胡椒粉各1/2小匙，盐1/4小匙

做法：

1 姜片切丝；七星鲈洗净切块，用Ⓐ料腌约20分钟。

2 温水略冲，放入盘中，将Ⓑ料均匀淋在鱼片上，加姜丝放入锅蒸约10分钟即可。

滋补保健功效

　　树子具有开胃的作用。鲈鱼含有蛋白质、胶质和油脂，不论用于怀孕初期的安胎或产后催乳，都是很好的滋补食材。

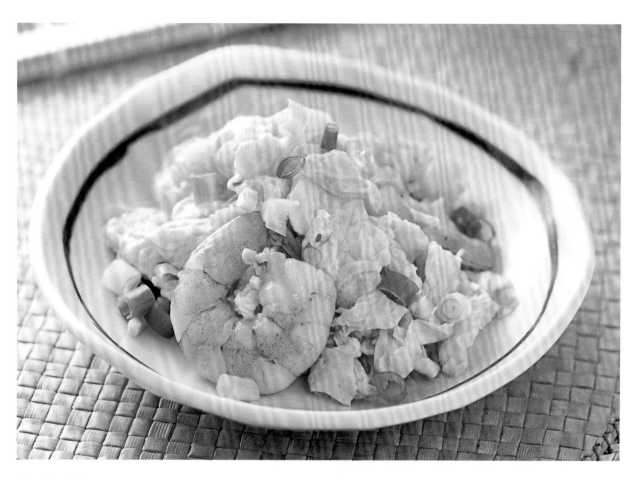

虾仁炒蛋

促进代谢＋增强体质

材料：

虾仁200克，鸡蛋2个，葱花少许

调味料：

盐、胡椒粉各少许，橄榄油1大匙

做法：

❶ 虾仁剔除肠泥洗净后，撒上少许的盐及胡椒粉调味；热油锅，下虾仁炒至9分熟，捞出沥干备用。

❷ 鸡蛋打散后，加入盐、胡椒粉、虾仁，搅拌均匀。

❸ 将做法❷的食材放入热锅余油中，以中火快炒，至材料熟嫩即可。

滋补保健功效

虾仁含有钙质；鸡蛋营养全面，含有丰富的蛋白质、维生素 B_{12}，蛋黄中的卵磷脂可增强孕妇身体的免疫功能。

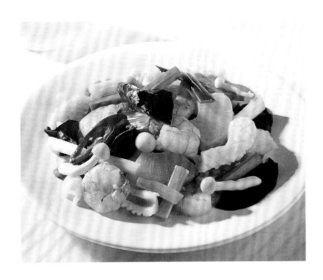

什锦炒虾仁
补充体力＋营养丰富

材料：

菠萝30克，姜片5克，黑木耳、益智菇、虾仁各80克，胡萝卜、葱段各10克，鱿鱼100克，红辣椒圈少许，高汤1小匙

调味料：

白醋、香油各1小匙，橄榄油2小匙，盐、料酒各1/2小匙

做法：

1. 黑木耳、菠萝、胡萝卜洗净切片，益智菇洗净剥松。
2. 在鱿鱼表面轻划数刀之后，和虾仁一起放入滚水中氽烫后捞起。
3. 热油锅，爆香葱段、姜片、红辣椒圈，先放入做法①的食材炒匀，再加做法②的食材及调味料快炒至熟即可。

滋补保健功效

虾仁富含蛋白质及钾、碘、镁、磷、钙等矿物质，还有烟酸、维生素A等营养素，易消化，对小儿、孕妇尤有补益功效。

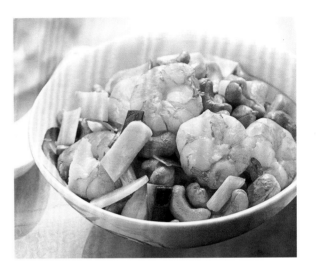

腰果炒虾仁
畅通乳腺＋强身健体

材料：

虾仁100克，生腰果30克，葱段10克，姜2片，鸡蛋1个

调味料：

橄榄油1大匙，米酒、淀粉各2/3小匙

做法：

1. 鸡蛋取蛋清；虾仁去肠泥，洗净沥干，加米酒、淀粉和蛋清腌20分钟。
2. 热油锅，加腰果转小火炒至变色捞出，放虾仁过油，捞出。
3. 锅中余油爆香葱段、姜片，加入腰果和虾仁拌炒均匀即可。

滋补保健功效

虾仁可强身健体；腰果富含不饱和脂肪酸，是制造母乳的营养来源。此菜肴可为日后的哺乳做准备，并能改善腰酸无力。

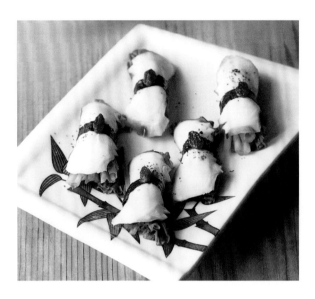

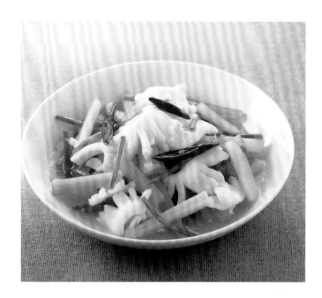

章鱼菠菜卷
保护血管＋明目护眼

材料：

菠菜150克，水煮章鱼80克，枸杞子5克，海苔1包

调味料：

白醋1小匙，盐1/4小匙，橄榄油1/2小匙

做法：

❶ 菠菜洗净，去除硬梗和根部，焯烫后，切成段状；章鱼洗净切成薄片，烫熟备用。

❷ 枸杞子用醋泡软，拌入盐、橄榄油；海苔切粗条备用。

❸ 取一小段菠菜，放上一片章鱼肉，用一条海苔丝包起，食用时蘸做法❷的酱汁即可。

滋补保健功效

　　菠菜和枸杞子皆具有明目护眼的功效；菠菜富含铁，可促进血液循环、保持血管弹性，多吃能预防孕期贫血的问题。

西芹烩墨鱼
预防便秘＋促进胚胎发育

材料：

西芹200克，墨鱼150克，胡萝卜丝30克，红辣椒1根，蒜蓉少许

调味料：

盐、水淀粉各适量，橄榄油1大匙

做法：

❶ 墨鱼洗净，用刀轻轻切花后，切片备用。

❷ 西芹洗净切段，红辣椒切段，备用。

❸ 热油锅，爆香蒜蓉，加入西芹，待半熟后，放入胡萝卜丝、辣椒、墨鱼片，加盐略拌炒，淋入水淀粉勾薄芡即可。

滋补保健功效

　　西芹富含膳食纤维，可帮助消化，预防便秘，属于高纤维、低热量蔬菜；墨鱼含有蛋白质，能促进胚胎的神经系统发育。

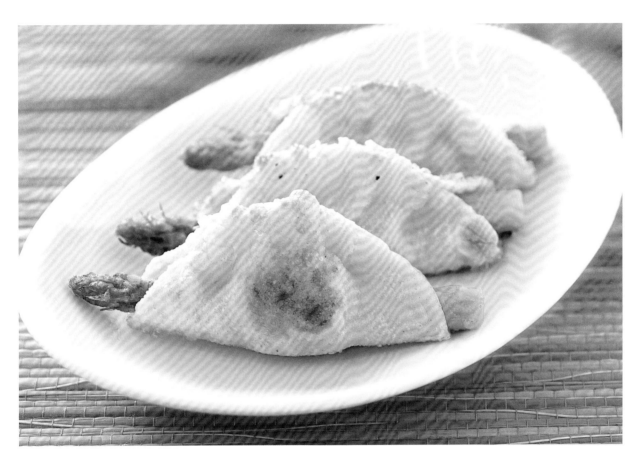

芦笋墨鱼饺

有益胎儿健康＋预防贫血

材料：

墨鱼浆、芦笋各200克，水饺皮10张

调味料：

Ⓐ 盐1/4小匙，胡椒粉1/6小匙，料酒2小匙，淀粉1大匙
Ⓑ 淀粉少许

橄榄油少许

做法：

❶ 调味料 Ⓐ 加入墨鱼浆中拌匀。

❷ 芦笋洗净去老茎后，焯烫备用。

❸ 水饺皮撒上调味料 Ⓑ ，铺上做法❶的食材后，再放上做法❷的食材，然后卷起来，两端不用包覆。

❹ 卷好的水饺先蒸熟，再放入锅中略煎上色即可。

滋补保健功效

芦笋含丰富的叶酸，怀孕期间多加摄取，能避免胎儿神经管缺损；叶酸也是制造红细胞的重要成分，可预防贫血。

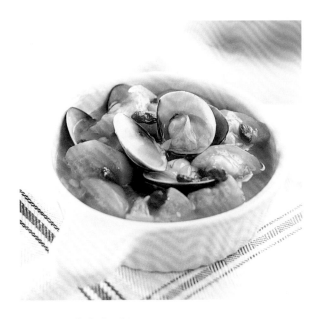

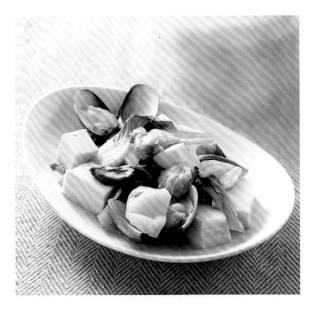

丝瓜蛤蜊汤
促进胎儿发育＋消除水肿

材料：
蛤蜊600克，丝瓜1条，嫩姜10克，枸杞子适量

调味料：
盐1/4小匙，橄榄油1小匙

做法：
1. 丝瓜洗净削皮、切成条状；嫩姜切丝；蛤蜊泡水吐沙后洗净。
2. 热油锅，依序放入丝瓜、蛤蜊、枸杞子与姜丝快炒，加适量水，盖上锅盖煮滚，加盐调味即可。

滋补保健功效
　　蛤蜊含大量的碘，可促进胎儿生长发育，还具有通乳腺、消水肿的作用，适合怀孕初期的女性食用。丝瓜可滋阴生津、消除水肿。

蒜香蛤蜊上海青
滋润五脏＋增强免疫力

材料：
蛤蜊200克，上海青150克，豆腐75克，蒜片15克

调味料：
盐少许，料酒3大匙，橄榄油1小匙

做法：
1. 上海青洗净切段，豆腐洗净切小块。
2. 热油锅，爆香蒜片，加入上海青、料酒及蛤蜊略炒。
3. 续入豆腐块煮熟，最后加盐调味即可。

滋补保健功效
　　蛤蜊有滋润五脏、清热利湿、生津止渴的作用；上海青含丰富的叶黄素和 β-胡萝卜素，具有抗癌、抗氧化功效，可增强免疫力。

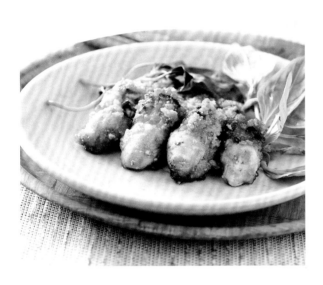

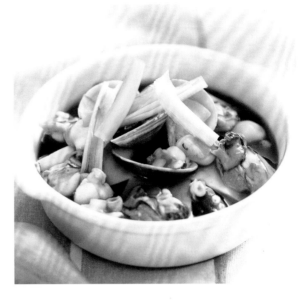

酥炸生蚝

提高免疫力＋健脑

材料：

去壳牡蛎200克，姜7片，罗勒叶10克

调味料：

香油、米酒、盐各1大匙，红薯粉2大匙

做法：

① 牡蛎加盐，轻轻搓揉，用清水冲净后沥干。

② 牡蛎裹上红薯粉，用筛子把多余的红薯粉打掉。

③ 香油入锅烧热，爆香姜片，放入牡蛎煎炒至熟透，淋上米酒，熄火，加罗勒叶拌匀至香气逸出即可。

滋补保健功效

　　牡蛎富含18种氨基酸、钙、磷、铁、锌、B族维生素和牛磺酸等营养素，常吃可以提高免疫力，且锌有护脑、健脑的作用。

牡蛎豆腐羹

促进胎儿发育＋安神健脑

材料：

豆腐、去壳牡蛎肉各100克，章鱼肉、蛤蜊各50克，高汤500毫升，葱段20克

调味料：

酱油、淀粉、盐各少许

做法：

① 牡蛎洗净，豆腐洗净切片。

② 将章鱼肉、蛤蜊加入酱油、淀粉抓腌。

③ 高汤放入砂锅煮滚，加入豆腐煮5分钟，续入牡蛎、章鱼肉、蛤蜊煮滚，加盐调味，撒上葱段即可。

滋补保健功效

　　牡蛎含有多种能增进人体健康的有效成分，有"海洋牛奶"之称，所含的天然牛磺酸能降血脂、促进胎儿大脑发育和安神健脑。

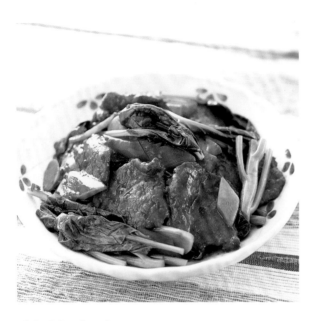

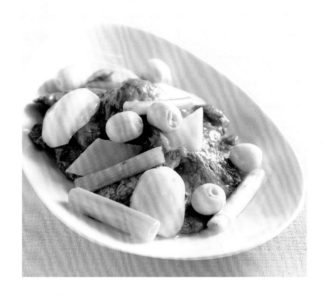

芥蓝牛肉
高钙高纤＋补血强身

材料：

芥蓝200克，牛肉片150克

调味料：

Ⓐ 蚝油4大匙，白糖1大匙，水适量，淀粉少许

Ⓑ 盐、白糖、淀粉、酱油、米酒、香油各适量

做法：

① 牛肉片加入调味料 Ⓑ ，腌渍约半小时备用。

② 芥蓝洗净后焯烫，捞起切段。

③ 将调味料 Ⓐ 炒匀成酱汁，续入牛肉片拌炒，起锅前用水淀粉勾薄芡，淋在芥蓝上即可。

滋补保健功效

芥蓝是高钙高纤的蔬菜；牛肉含有丰富的蛋白质、脂肪、维生素 B_1、维生素 B_2 和铁质，可增强免疫力，具有益气补血的功效。

百合炒牛肉
清心润肺＋增强体力

材料：

百合80克，莲子30克，牛肉片200克，葱段10克，姜片少许

调味料：

橄榄油、盐各适量

做法：

① 百合泡水洗净备用。

② 热油锅，爆香葱段、姜片，加入牛肉片以大火快炒，续入百合、莲子翻炒，加盐调味即可。

滋补保健功效

百合清心润肺，具有滋补、凝神、养心的功效；莲子清心养胃；牛肉能增强孕妇体力。此道菜肴可缓和孕妇不安的情绪，增加气力。

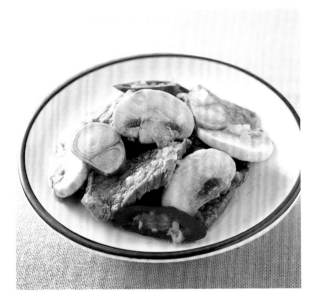

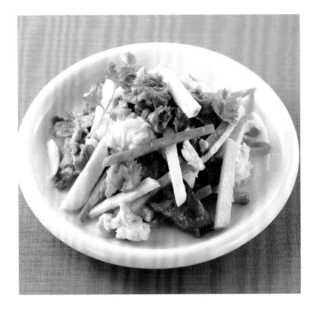

蘑菇烧牛肉

增强免疫力＋健脑益智

材料：

蘑菇300克，牛肉100克，红辣椒10克，红葱头5克，水2大匙

调味料：

盐1/2小匙，薄盐酱油1小匙，胡椒粉1/6小匙，橄榄油少许

做法：

① 蘑菇、牛肉和红辣椒洗净切片，红葱头切片备用。

② 热油锅，爆香蘑菇片和红葱头片，再加牛肉片和红辣椒片略炒。

③ 加入调味料炒熟即可。

滋补保健功效

蘑菇中的蛋白质、B 族维生素、维生素 D 和锌，有助于增强免疫力、预防疾病发生，有益于胎儿智力发育，适合在第一孕期食用。

山药炒羊肉

滋补强身＋促进消化

材料：

山药100克，羊肉片150克，鸡蛋2个，胡萝卜10克，香菜叶少许

调味料：

盐适量，橄榄油1大匙

做法：

① 山药、胡萝卜洗净去皮切条状，入滚水烫熟备用。

② 鸡蛋打散后，入锅炒至半凝固，起锅备用。

③ 放入羊肉片炒熟，续入山药、胡萝卜、蛋液拌炒，加盐调味，撒上香菜叶即可。

滋补保健功效

山药能滋补身体、促进消化；羊肉含有大量的蛋白质、钙，且含铁量比猪肉、牛肉高，脂肪含量较低，对孕妇有很好的补益作用。

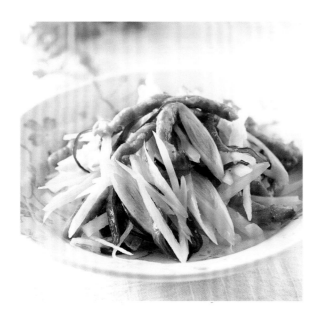

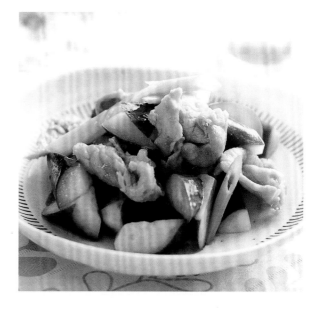

黑木耳炒肉丝
促进胃肠蠕动＋增强体力

材料：

干黑木耳5克，蒜苗1根，猪肉、黄瓜各100克，姜2片

调味料：

橄榄油2小匙，盐1/4小匙，酱油、米酒各1小匙

做法：

1. 猪肉、黄瓜、姜洗净切丝；蒜苗切斜片；干黑木耳泡软，去蒂切丝。
2. 热油锅，加肉丝翻炒至肉色变白后，续入姜丝、蒜苗、盐、酱油、米酒一起拌炒。
3. 放入黑木耳、黄瓜炒熟即可。

滋补保健功效

　　黑木耳富含膳食纤维、维生素与矿物质，能促进胃肠蠕动；黄瓜营养丰富；猪肉蛋白质含量丰富，可以增加气力。

黄瓜炒肉片
利尿消肿＋清热降火

材料：

小黄瓜100克，猪瘦肉100克，葱段10克

调味料：

酱油2大匙，淀粉、盐各1小匙，米酒、橄榄油各1大匙

做法：

1. 小黄瓜切成滚刀块；猪瘦肉洗净，切成片状，放入酱油、淀粉与盐腌渍片刻。
2. 热油锅，放入猪瘦肉片与葱段，以大火快炒。
3. 猪瘦肉片炒至8分熟时，放入小黄瓜一起拌炒，淋入米酒拌炒即可。

滋补保健功效

　　小黄瓜中富含蛋白质、维生素 A、B 族维生素、维生素 C、维生素 E、多种矿物质、膳食纤维，具有排除毒素、清热降火、利尿消肿等作用。

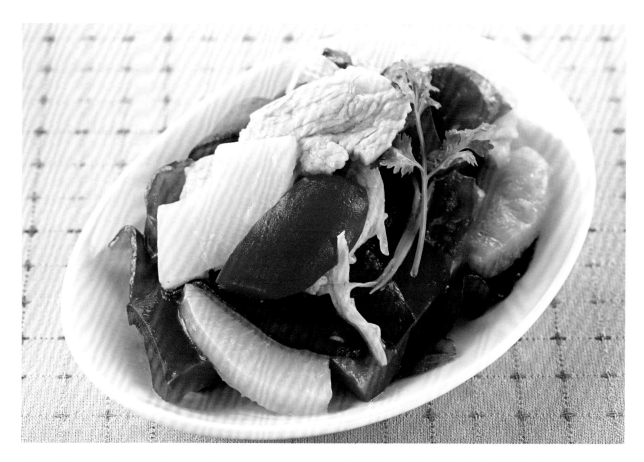

菠萝黑木耳猪颈肉

消除疲劳＋缓解便秘

材料：

黑木耳、猪颈肉各200克，菠萝块100克，红椒块50克，鸡蛋1个，姜丝适量，香菜少许

调味料：

料酒1大匙，橄榄油、盐、香油、酱油、水淀粉各适量

做法：

❶ 猪颈肉洗净切薄片，加入蛋清、淀粉、少许酱油腌渍片刻；黑木耳焯烫后捞出。

❷ 热油锅，放入姜丝、红椒块略炒，加入酱油、适量水、料酒烧煮至滚，续放黑木耳、猪颈肉拌炒至熟，加盐调味。

❸ 以水淀粉勾芡，放入菠萝块略炒，起锅前淋入香油，加香菜装饰即可。

滋补保健功效

菠萝含维生素 B_1，可消除疲劳、增进孕妇食欲。黑木耳中的膳食纤维具有软便功效，能改善孕期常见的便秘问题。

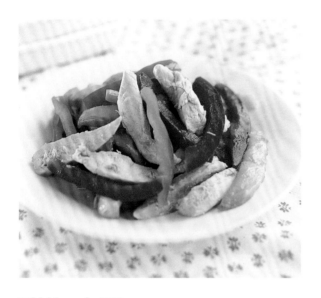

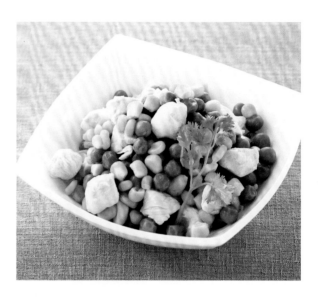

甜椒鸡柳

提高免疫力＋抗氧化

材料：

青椒、红椒、黄椒各1/2个，鸡柳300克

调味料：

淀粉、盐、酱油各少许，橄榄油1大匙

做法：

① 青椒、红椒、黄椒、鸡柳洗净切成条状备用。

② 将鸡柳加入调味料拌匀后备用。

③ 热油锅，放入鸡柳拌炒至熟，续入青椒、红椒、黄椒拌炒均匀，加盐调味即可。

滋补保健功效

　　青椒富含维生素 A、维生素 C，可增强怀孕时身体的抵抗力；红椒、黄椒富含胡萝卜素，具有抗氧化和提高免疫力的功效。

豌豆炒鸡丁

促进营养吸收＋健脾益气

材料：

豌豆仁、玉米粒各100克，鸡胸肉150克，葱花、香菜各少许

调味料：

淀粉1小匙，橄榄油1大匙，盐、胡椒粉、香油各少许

做法：

① 鸡胸肉洗净切丁，加淀粉、水稍微抓腌；豌豆仁焯烫备用。

② 热油锅，放入腌过的鸡胸肉丁拌开，再捞起备用。

③ 爆香葱花，放入鸡胸肉丁、豌豆仁和玉米粒拌炒，加盐、胡椒粉与香油调味，加香菜装饰即可。

滋补保健功效

　　豌豆具有健脾益气的功能；玉米与富含离氨酸的豌豆混合食用，可以发挥蛋白质互补作用，帮助孕期的营养吸收。

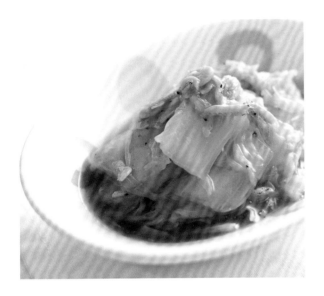

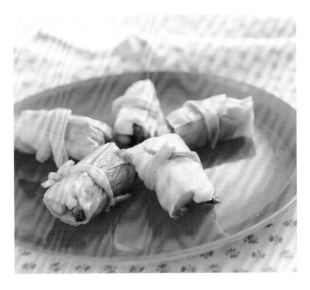

开洋白菜

抗氧化＋润肠通便

材料：

大白菜200克，香菇3朵，虾米20克，葱段、蒜蓉、辣椒丝各少许

调味料：

胡椒粉、水淀粉各少许，盐1/4小匙，黑醋1小匙，橄榄油2小匙

做法：

① 大白菜洗净切片，香菇泡软后切丝，虾米泡水后沥干。

② 热油锅，爆香蒜蓉、葱段与辣椒丝，加入虾米、香菇炒至逸出香味后，再加入大白菜炒至微软。

③ 加入剩余调味料，略炒即可。

滋补保健功效

　　大白菜含维生素 C 和丰富的膳食纤维，对孕妇便秘有改善作用，并能镇痛与促进胃溃疡伤口愈合。

碧玉白菜卷

消除疲劳＋润肠排毒

材料：

大白菜4片，猪肉片100克，榨菜20克，金针菜适量

调味料：

盐1小匙，米酒1小匙

做法：

① 大白菜洗净，榨菜切丝备用。

② 取锅加盐和100毫升水煮开后，放入大白菜转小火煮3分钟，捞出沥干，汤汁留用；将大白菜铺上猪肉片、榨菜，慢慢卷起，系上金针菜。

③ 将大白菜卷、米酒、盐放入做法②的汤锅中，煮至沸腾后，转小火焖5分钟取出，食用时淋上汤汁即可。

滋补保健功效

　　大白菜可调理肠胃，促进体内废物排出；且富含维生素 C，和可补充元气的猪肉一起食用，有助消除疲劳，补充体力。

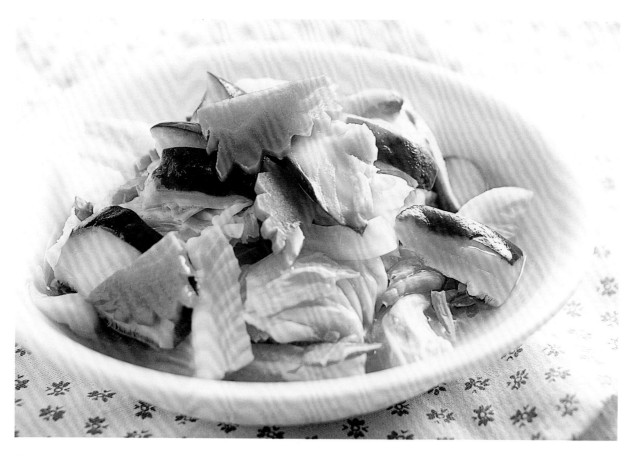

鲜炒圆白菜

营养开胃＋补充维生素K

材料：

胡萝卜、香菇各5克，圆白菜100克

调味料：

盐1/4小匙，橄榄油1小匙

做法：

❶ 全部材料洗净。圆白菜切条状，胡萝卜去皮切花片，香菇切片备用。

❷ 热油锅，放入胡萝卜片、香菇片，炒至逸出香味后，加入圆白菜和调味料，翻炒拌匀即可。

滋补保健功效

圆白菜热量低，可以开胃且易有饱腹感；其中的维生素 K 可以帮助钙质、维生素 D 的吸收，是预防骨质疏松不可或缺的营养素。

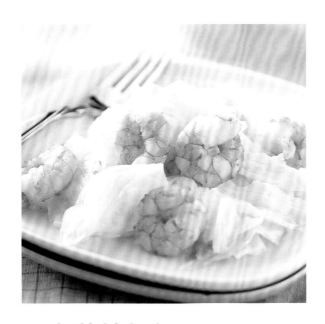

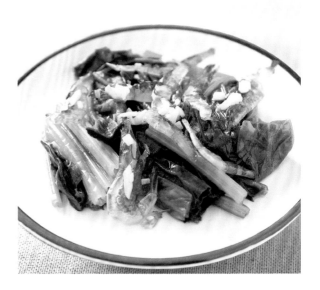

圆白菜炒虾仁

预防骨质疏松+润肠通便

材料：
虾仁80克，圆白菜300克

调味料：
酱油、米酒各1/2小匙，香油、橄榄油各1小匙，胡椒粉1/6小匙

做法：
1 圆白菜洗净，撕成小片备用。
2 热油锅，爆香虾仁，加入所有调味料炒匀。
3 再放入圆白菜及少许水，拌炒至熟即可。

滋补保健功效

圆白菜富含维生素、膳食纤维和多种矿物质；其中的维生素K可帮助钙质、维生素D的吸收，是预防骨质疏松重要的营养素。

河虾拌菠菜

稳定情绪+有助于胎儿发育

材料：
菠菜300克，河虾80克，姜末少许

调味料：
酱油、白醋、料酒各1大匙，味噌2大匙，橄榄油、香油各少许

做法：
1 河虾洗净，菠菜洗净切段备用。
2 热油锅，爆香姜末，先放入河虾，再加入菠菜一起炒热。
3 把剩余调味料混合放入做法2的油锅，拌炒均匀即可。

滋补保健功效

菠菜中含丰富的叶酸和维生素，可调整内分泌系统、稳定情绪；孕妇食用菠菜，还有益于胎儿大脑神经发育、预防先天性缺陷。

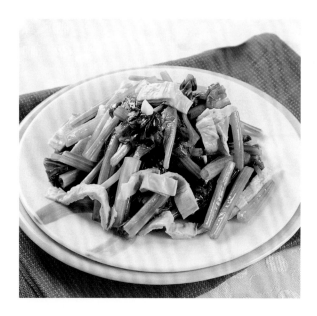

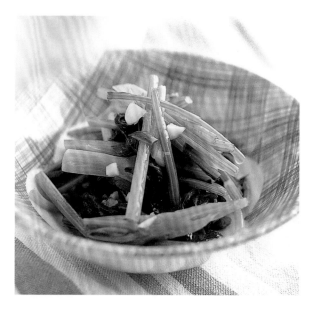

腐皮炒菠菜
美白护肤＋预防便秘

材料：

菠菜、腐皮各150克，姜1片（切末），蒜1瓣（切末）

调味料：

酱油1/2小匙，盐、米酒、料酒各少许，橄榄油2小匙

做法：

① 菠菜洗净，用滚水焯烫沥干，加盐、米酒轻轻搓揉后，拧干水分，用保鲜膜封住腌1天。

② 腐皮剥成条状，加入料酒、酱油、姜末拌匀，放置10分钟。

③ 热油锅，爆香蒜末，依序放入腐皮、菠菜段拌炒均匀。

凉拌菠菜
通肠润便＋补充叶酸

材料：

菠菜200克，蒜蓉少许

调味料：

酱油、香油各1大匙，白糖少许

做法：

① 菠菜洗净，切除根部，焯烫后放入冷开水中泡凉，捞起沥干，切成小段，撒上蒜蓉。

② 将调味料搅拌均匀，浇淋在菠菜上即可。

滋补保健功效

菠菜具有润肠通便的功效，其中丰富的维生素 C 能抑制黑色素沉着，美白护肤，维持健康的肤色。

滋补保健功效

菠菜的叶酸含量丰富，可补血，预防胎儿神经管缺损；其中丰富的膳食纤维还可以润肠通便。

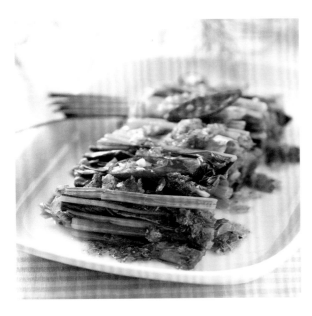

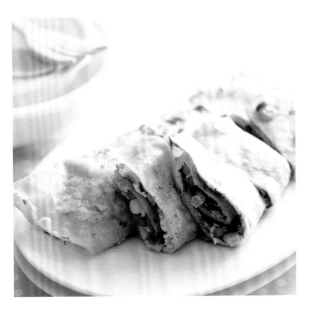

虾酱菠菜

预防贫血＋高铁高钙

材料：

虾皮80克，菠菜350克，红辣椒10克

调味料：

盐1/2小匙，橄榄油1大匙

做法：

❶ 将虾皮以220℃烤酥，再加入橄榄油拌匀，即成虾酱。

❷ 菠菜洗净切段；红辣椒切薄片。

❸ 炒锅放入虾酱，再加入菠菜、红辣椒及盐，拌炒均匀即可。

> ### 滋补保健功效
>
> 　　菠菜除含有广为人知的铁、叶酸外，还富含叶黄素、维生素A、维生素C、锰、镁、钙，适合怀孕期间易贫血的孕妇食用。

五香豆干菠菜卷

强健骨骼＋预防贫血

材料：

菠菜200克，春卷皮2张，五香豆干细条30克，熟芝麻5克

调味料：

酱油、橙醋各1大匙，橄榄油1小匙，芥末、盐、白糖各1/4小匙，胡椒粉1/6小匙，苹果泥、洋葱泥各2小匙

做法：

❶ 所有调味料混合均匀，制成和风酱。

❷ 菠菜焯烫后冰镇，沥干并用厨房用纸巾吸干水分。

❸ 将做法❷的食材、五香豆干及熟芝麻，以春卷皮卷紧后切成段，蘸和风酱或淋上和风酱即可。

> ### 滋补保健功效
>
> 　　菠菜可帮助排便、强健骨骼，其中富含的维生素C能提高铁的吸收率，并促进铁与造血的叶酸共同作用，有效预防贫血。

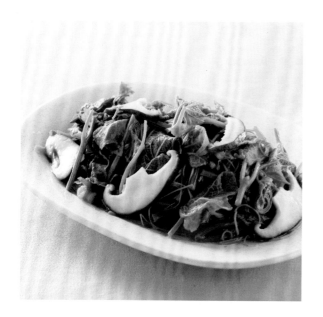

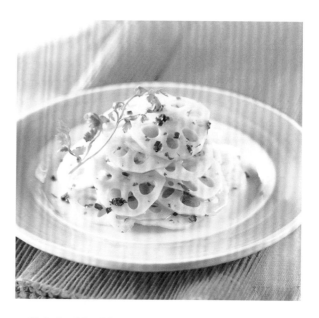

蒜香龙须菜
清热消肿＋帮助消化

材料：

龙须菜150克，干香菇2朵，蒜2瓣

调味料：

橄榄油1大匙，盐1/2小匙，米酒1小匙

做法：

1. 龙须菜洗净切段；香菇泡软、去蒂切片；蒜去皮、切末。
2. 热油锅，爆香蒜蓉，再加入龙须菜、香菇片炒熟。
3. 加盐、米酒调味即可。

滋补保健功效

龙须菜含有丰富的维生素 A、维生素 B_1、维生素 B_2、叶酸，以及铁、钙，能清热消肿、帮助消化，是怀孕初期有利于胎儿发育的健康食物。

醋拌莲藕
滋润肠胃＋补血助眠

材料：

香菜末、红辣椒末各10克，莲藕300克，柠檬汁、香菜各少许

调味料：

盐1/4小匙，白糖1小匙

做法：

1. 莲藕用百洁布搓洗干净，去除藕节，切成圆薄片。
2. 将莲藕片放入滚水中焯烫，立即捞出，以冷开水冲凉。
3. 加入调味料，淋上柠檬汁，撒上香菜末、红辣椒末，拌匀，用香菜装饰即可。

滋补保健功效

莲藕富含淀粉、维生素C及铁质，有补血、帮助睡眠、滋润肠胃的功效，但须注意的是，孕妇不宜生食莲藕。

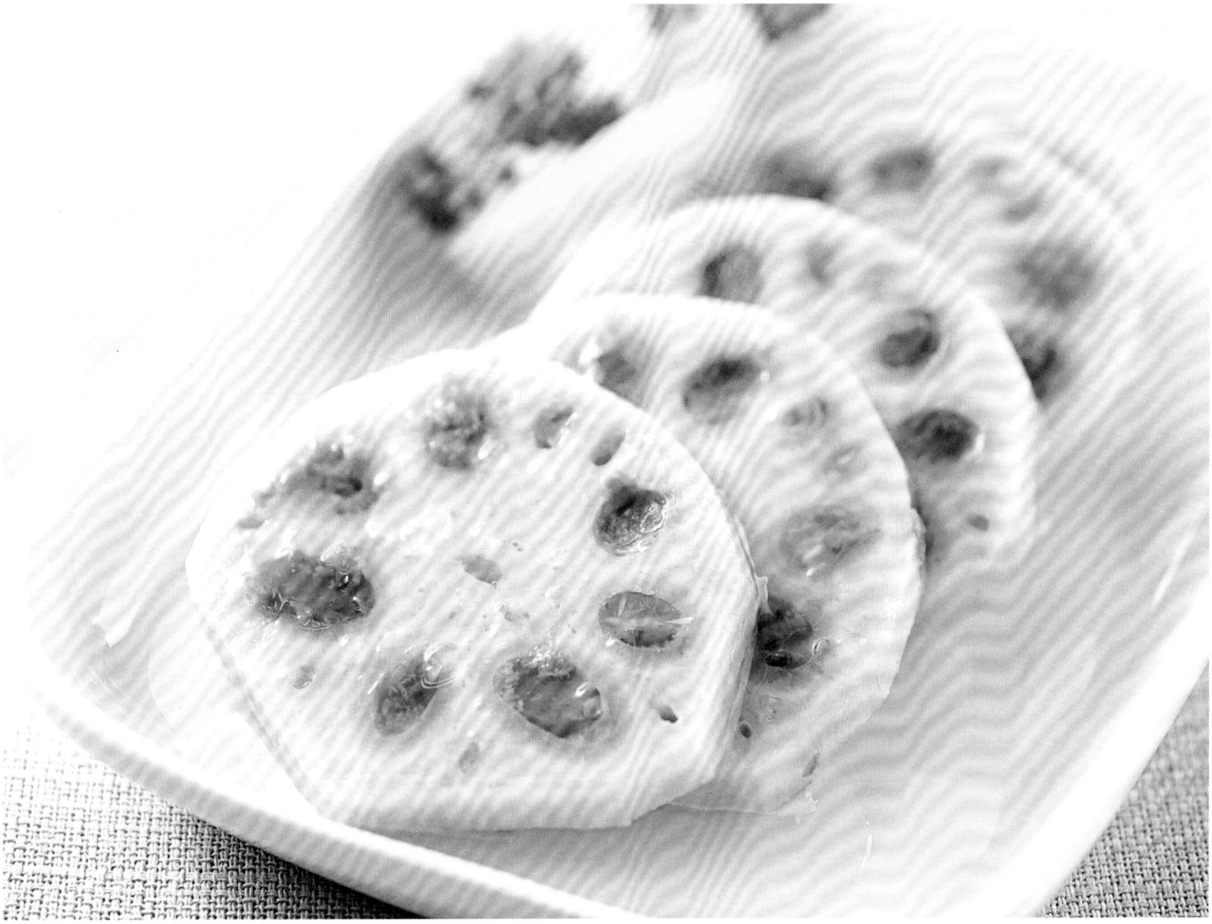

红丝绿豆藕饼

预防贫血＋预防水肿

材料：

绿豆20克，胡萝卜100克，莲藕300克

调味料：

白糖2小匙

做法：

1. 绿豆泡水一晚备用。
2. 将绿豆蒸熟，胡萝卜洗净切碎捣成泥状。两者加白糖调匀。
3. 莲藕洗净，切开靠近藕节的一端，将做法2的食材塞入藕洞内，至填满为止，煮熟后切片即可。

滋补保健功效

莲藕含有丰富的维生素、蛋白质、淀粉、钙、磷、铁等营养素，食用价值非常高，具有补血和利水消肿的功效。

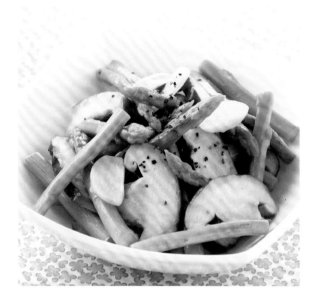

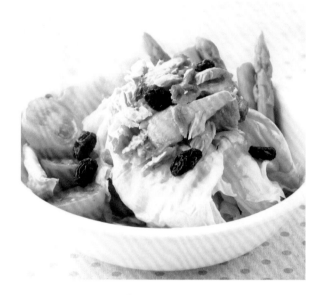

香菇炒芦笋

预防贫血＋维护胎儿健康

材料：

芦笋200克，香菇30克，蒜2瓣

调味料：

盐1/4小匙，橄榄油1小匙，黑胡椒粉少许

做法：

① 香菇洗净切片；蒜去皮切片。

② 芦笋切段后，放入沸水中焯烫至熟后捞起，沥干水分备用。

③ 热油锅，爆香蒜片、香菇片，放入芦笋拌炒，用盐调味，撒上黑胡椒粉即可。

滋补保健功效

芦笋营养丰富，其中的叶酸是怀孕初期最需补充的营养素，可维护胎儿神经系统发育，避免孕妇出现贫血和水肿症状。

三文鱼芦笋沙拉

补充叶酸＋强健体质

材料：

莴苣、芦笋各120克，熟三文鱼、小西红柿各50克

调味料：

低脂酸奶2小匙，葡萄干1小匙

做法：

① 所有食材洗净。莴苣沥干水分剥片；小西红柿对切；将葡萄干和低脂酸奶拌匀。

② 芦笋烫熟后切段；熟三文鱼压碎，备用。

③ 盘中依序铺上莴苣、芦笋、三文鱼、小西红柿，最后淋上拌入葡萄干的低脂酸奶即可。

滋补保健功效

芦笋含有丰富的叶酸、多种维生素和微量元素。5根芦笋就含有约0.1毫克的叶酸，是孕妇补充叶酸的好选择，还可以强健体质。

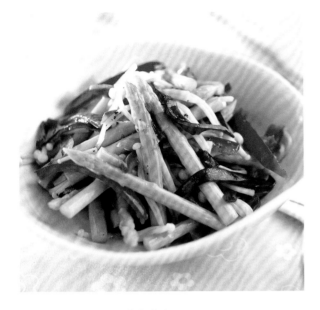

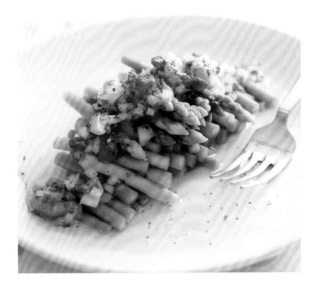

黑木耳炒芦笋

肠道排毒＋强健骨骼

材料：
芦笋300克，金针菇、黑木耳、红辣椒各50克

调味料：
盐、香油、黑胡椒粉各1小匙，米酒1大匙，橄榄油少许

做法：
1 芦笋洗净，切成约5厘米长，焯烫后捞起，备用。
2 红辣椒去籽切丝；黑木耳洗净切丝；金针菇洗净，切段备用。
3 热油锅，倒入做法2的食材炒熟，再加入芦笋与剩余调味料拌炒即可。

滋补保健功效
芦笋、红辣椒能保护脑细胞；金针菇含有丰富的膳食纤维及多糖，有助肠道排毒。此道料理兼具护脑、润肠、强健骨骼的功效。

开心果拌芦笋

富含叶酸＋高纤通便

材料：
开心果20克，芦笋300克

调味料：
盐1/4小匙，胡椒粉1/6小匙，香油1/2小匙

做法：
1 将开心果敲碎。
2 芦笋去皮切段，放入滚水焯烫，沥干后放入炒锅。
3 续入所有调味料拌炒，最后撒上开心果碎粒即可。

滋补保健功效
芦笋含有膳食纤维、叶酸、氨基酸、维生素 A、维生素 C，可以抗氧化、通便。研究发现，补充叶酸，可降低女性怀孕时胎儿发生神经管缺损的可能性。

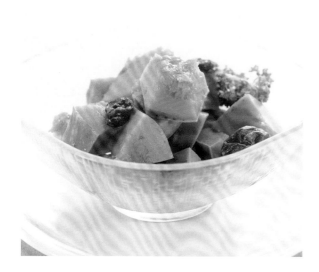

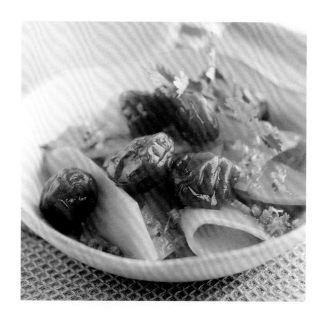

香蒜南瓜
润泽皮肤＋润肠排毒

材料：
南瓜半个，蒜片10克

调味料：
白醋1小匙，黑胡椒粉适量，欧芹、橄榄油、黄芥末各2小匙

做法：
1. 南瓜洗净，去籽后切成块状，铺于浅盘上，放入电锅蒸至熟软备用。
2. 热油锅，爆香蒜片，加入剩余调味料后稍加搅拌。
3. 将做法2的食材均匀淋在南瓜上即可。

滋补保健功效
　　南瓜具有抗衰、防癌和提高免疫力的功效，能调理肠胃，排除毒素，保持皮肤光滑细嫩。

凉拌梅香南瓜片
抗氧化＋缓和情绪

材料：
南瓜半个，梅汁1碗，去籽梅肉6颗，香菜叶少许

调味料：
盐1小匙

做法：
1. 南瓜洗净，去皮、去籽后，切成薄片，加盐调味，轻轻搅拌。
2. 待南瓜片软化后，沥除渗出的水分备用。
3. 将梅汁和去籽梅肉拌入南瓜片中，撒上香菜叶即可。

滋补保健功效
　　南瓜具有稳定情绪及消除紧张情绪的作用。这道菜可增强免疫力，并有良好的抗氧化作用，能延缓衰老。

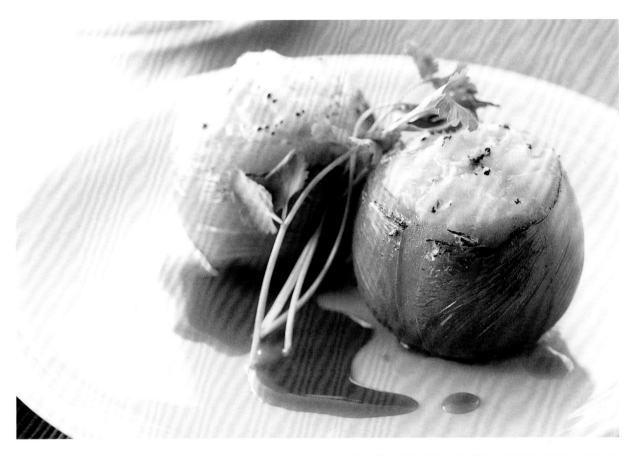

焗烤西红柿镶薯泥

促进胎儿发育＋抗氧化

材料：
西红柿2个，土豆1个，洋葱丁少许，奶酪丝、香菜各适量

调味料：
欧芹、盐各适量

做法：

❶ 土豆去皮切片；西红柿洗净，以刀尖在蒂头下1/4处切开，挖出果肉，西红柿盅备用；西红柿果肉搅碎，加盐拌成番茄酱汁备用。

❷ 土豆放入蒸锅蒸熟，捣成泥，与洋葱丁拌匀，填入西红柿盅内略压，撒上奶酪丝，放入烤箱以180℃烤8分钟。

❸ 烤熟后取出，撒上切碎的欧芹末和欧芹梗，食用时淋上番茄酱汁，用香菜装饰即可。

滋补保健功效

土豆中的蛋白质含多种人体必需氨基酸，可促进胎儿生长发育。西红柿中的维生素 A 是细胞分化及胎儿发育所必备的营养素，其番茄红素还可以抗氧化。

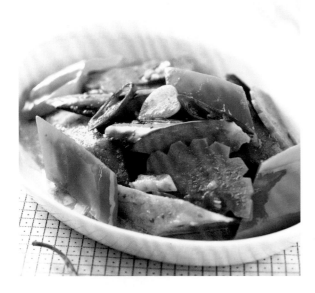

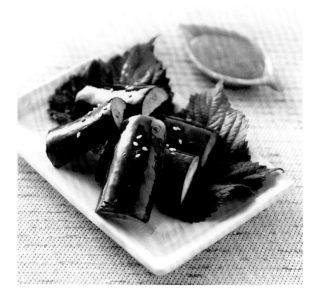

双椒咖喱茄子
延缓衰老＋稳定血压

材料：

胡萝卜花片、青椒各30克，茄子300克，蒜粒15克，红辣椒10克

调味料：

咖喱粉、橄榄油各1小匙

做法：

① 热油锅，将蒜粒爆香，放入胡萝卜花片略炒，将茄子切段后加入拌炒。

② 续入适量的水及咖喱粉煮滚。

③ 再将青椒及红辣椒切片后，放入做法②的锅中煮熟即可。

滋补保健功效

　　茄子含有膳食纤维、多种维生素和钙、磷、铁、钾，以及丰富的胡萝卜素，能抗衰老、稳定血压。

橘香紫苏茄
降低胆固醇＋行气安胎

材料：

紫苏叶20克，茄子100克

调味料：

金橘酱2大匙

做法：

① 茄子洗净，切成小段，泡水3分钟。

② 将茄子块放入蒸锅中蒸熟。

③ 食用时将紫苏叶包裹起茄子，蘸些许金橘酱即可。

滋补保健功效

　　茄子含有皂苷，能降低血中的胆固醇，且低热量，易产生饱腹感；紫苏具有发汗解表、健胃、行气安胎、解毒等功效，能促进新陈代谢。

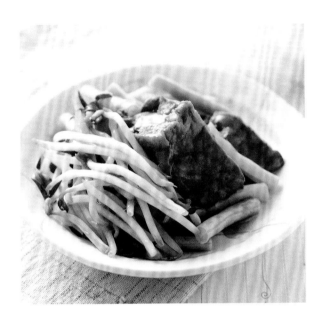

四季豆烩油豆腐

蛋白质丰富＋改善贫血

材料：
四季豆150克，豆芽菜50克，油豆腐100克

调味料：
酱油2小匙，盐1/6小匙，七味粉少许

做法：

① 四季豆洗净切段；油豆腐切块备用。

② 锅中放入酱油、盐及200毫升水，混匀略煮。

③ 先放入油豆腐块煮4分钟，再加入四季豆段及豆芽菜煮熟。

④ 将做法③的食材全部倒出盛盘，最后撒上七味粉即可。

滋补保健功效

　　四季豆富含蛋白质、维生素C、膳食纤维；含有高量的铁质，具有促进造血、补血的作用，有助于改善贫血。

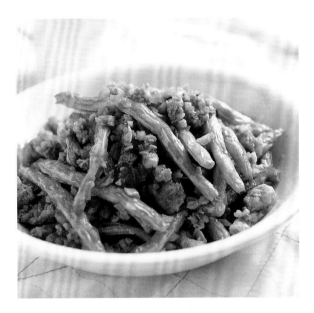

干煸四季豆

补充铁质＋维护皮肤健康

材料：
冬菜末、小虾米各1/4小匙，四季豆200克，猪肉末100克，葱3根，红辣椒圈适量

调味料：
酱油1/2小匙，白糖、白醋各1/4小匙，橄榄油适量

做法：

① 葱切花；四季豆洗净，放入油锅炸至微干后捞起备用。

② 热油锅，放入冬菜末、小虾米、猪肉末、红辣椒圈炒香后，续入四季豆段一起煸干（焖煮至干）。

③ 加入酱油、白糖拌炒，起锅前撒上葱花，滴入白醋提味即可。

滋补保健功效

　　四季豆可补充铁质；其中的维生素C能帮助孕期的铁质吸收；且富含维生素A，有助于维护皮肤健康。

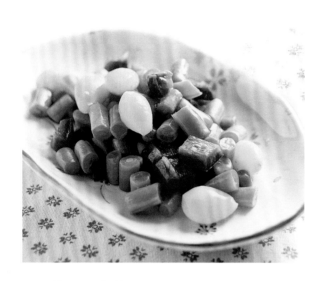

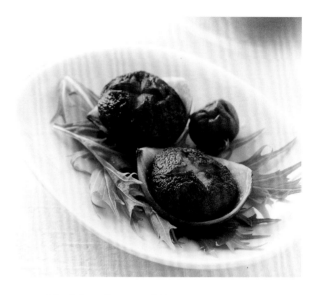

三色四季豆
预防便秘＋抗菌消炎

材料:

四季豆300克,红辣椒40克,白果20克,青豆仁30克

调味料:

番茄酱2大匙,白醋、白糖各1大匙,盐、香油各少许,
橄榄油2小匙

做法:

❶ 所有材料洗净、沥干。四季豆去老茎后切成粒状;红
辣椒切粒备用。

❷ 分别将四季豆、白果、青豆仁焯烫,捞起后沥干。

❸ 热油锅,放入做法❷的食材快炒,续入红辣椒及剩余
调味料,拌炒至熟即可。

滋补保健功效

　　四季豆含膳食纤维,能促进肠胃蠕动、预防便秘;
白果有化痰止咳、抗菌消炎之效。此道料理有助于舒缓
孕期便秘。

酥炸梅肉香菇
减轻孕吐＋强身健体

材料:

腌渍梅子6粒,香菇6朵,芝麻菜叶、洋葱片各适量

调味料:

盐1/2大匙,酱油、淀粉各1大匙,橄榄油适量

做法:

❶ 梅子去核切丁,加入盐和酱油调味;香菇洗净,去
蒂,切十字刀;芝麻菜叶洗净备用。

❷ 把梅肉填入香菇凹陷中。

❸ 淀粉加水调成面糊,将填满梅肉的香菇蘸满面糊。

❹ 热油锅,将香菇放入炸熟,捞出放在洋葱片上,用芝
麻菜叶装饰即可。

滋补保健功效

　　梅子中的多种有机酸能促进胃肠消化,改善便秘症
状,并有助于减轻孕吐;香菇能提高人体免疫力,增强
抗病能力。

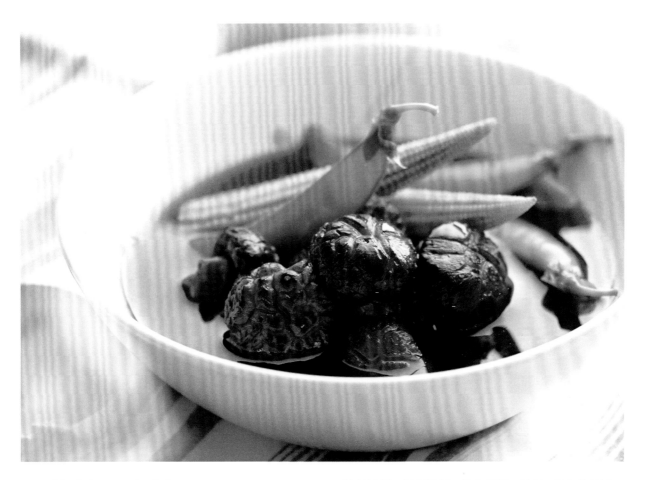

香菇烩玉米笋
清理肠道＋排除宿便

材料：

豌豆、玉米笋各100克，香菇150克，红辣椒1根

调味料：

水淀粉1大匙，盐1小匙，胡椒粉1/2小匙，橄榄油2小匙

做法：

❶ 香菇洗净后泡软，切十字刀；豌豆洗净；玉米笋洗净后对切；红辣椒洗净，去籽切片。

❷ 热油锅，爆香辣椒，放入香菇、豌豆、玉米笋拌炒，续入盐、胡椒粉炒匀。

❸ 水淀粉勾芡后倒入做法❷的锅中，煮至滚沸即可。

滋补保健功效

　　香菇及豌豆富含膳食纤维，可润肠通便，避免毒素滞留在体内过久，有益排便顺畅，清除宿便，拥有好气色。

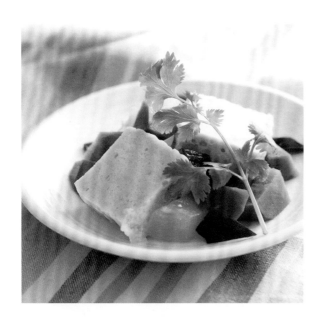

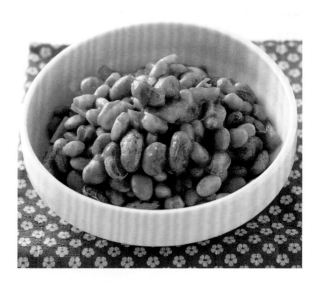

凉拌百叶豆腐

低脂高蛋白＋预防骨质疏松

材料：

百叶豆腐块100克，黄瓜块、胡萝卜块各30克，红辣椒片40克

调味料：

香油、盐各1/4小匙，芹菜叶少许

做法：

① 将百叶豆腐块、黄瓜块、胡萝卜块焯烫后，备用。

② 将香油、盐加入做法①的食材中拌匀，用芹菜叶装饰即可。

滋补保健功效

　　豆腐是低热量、低脂肪、高蛋白质的健康食材；含钙量高，植物性雌激素丰富，对防治骨质疏松症有良好的作用。

黄金咖喱什锦豆

消除疲劳＋润滑肠道

材料：

黄豆50克，花豆、毛豆、玉米粒各30克，洋葱20克

调味料：

咖喱1/4小块，橄榄油1小匙

做法：

① 将黄豆和花豆分别泡水3个小时，蒸熟沥干；洋葱切小丁。

② 热油锅，加入洋葱爆香。

③ 续入3杯水煮滚，放咖喱块煮匀，最后加黄豆、花豆、毛豆、玉米粒煮熟即可。

滋补保健功效

　　黄豆营养丰富，含天然抗氧化剂维生素 E，能消除疲劳、抗衰防癌；其中的膳食纤维可润滑肠道，预防便秘。

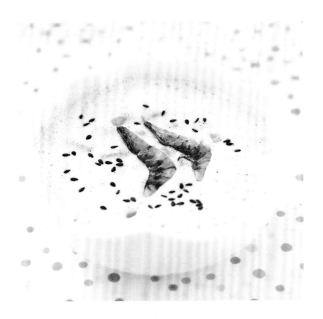

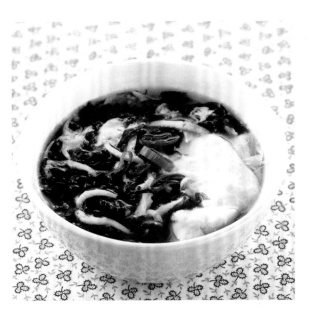

芝麻虾味浓汤

滋补肝肾＋润泽五脏

材料：
黑芝麻10克，虾皮100克，四季豆50克，脱脂牛奶100毫升

调味料：
盐1/4小匙，胡椒粉少许

做法：
① 黑芝麻用烤箱烤熟；虾皮用烤箱烤至香酥；四季豆切丁，备用。
② 大部分虾皮放入果汁机中，分次加入牛奶与适量水搅打均匀。
③ 做法②的食材以小火煮沸，加入四季豆和调味料煮熟，撒上黑芝麻混匀，加少许虾皮装饰即可。

滋补保健功效

芝麻富含不饱和脂肪酸、钙质、维生素 B₁、维生素 B₂、铁质，能补肝肾、润五脏，是相当滋补的食材。

银鱼紫菜羹

补充钙质＋促进胎儿神经发育

材料：
银鱼100克，紫菜1片，鸡蛋1个，高汤、葱花、姜丝各适量

调味料：
盐、白糖各1/4小匙，香油适量

做法：
① 紫菜泡水，散开后沥干水分；银鱼洗净；鸡蛋打成蛋汁。
② 汤锅加入高汤煮滚，放入银鱼煮滚后，续入紫菜、姜丝和调味料。
③ 再次煮滚后，淋入蛋汁、香油，加葱花稍微搅拌即可。

滋补保健功效

孕妇多吃银鱼可补充钙质。紫菜富含铁、钙、碘、磷，能补血、补钙、利尿；其中丰富的 B 族维生素，可促进胎儿神经发育。

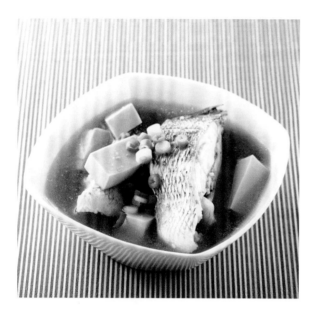

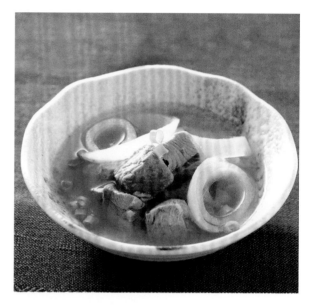

红鲋味噌汤

增进食欲＋促进代谢

材料：
红鲋鱼300克，味噌适量，豆腐100克，葱花少许

调味料：
盐适量

做法：
1. 将红鲋鱼洗净切块，备用。
2. 汤锅加水煮滚后，放入豆腐、红鲋鱼。
3. 将味噌加水搅匀，加入做法 2 的锅中，煮滚后撒入葱花即可。

滋补保健功效

红鲋肉含有钙质、蛋白质等多种营养素，味噌能促进新陈代谢，这道料理既可补充怀孕时所需营养，又能增进食欲。

三文鱼洋葱汤

预防早产＋预防贫血

材料：
三文鱼200克，洋葱50克，葱花少许

调味料：
味噌、白糖、料酒各1大匙

做法：
1. 三文鱼洗净去骨切块；洋葱洗净切成圈，备用。
2. 锅中加入适量水，放入三文鱼块、洋葱圈。
3. 将调味料混合后加入做法 2 的锅中，以小火煮滚，撒上葱花即可。

滋补保健功效

三文鱼含有的丰富叶酸，是怀孕初期重要的营养素。补充充足的叶酸，能减少孕妇出现贫血、倦怠、记忆力衰退的情况，也可预防早产。

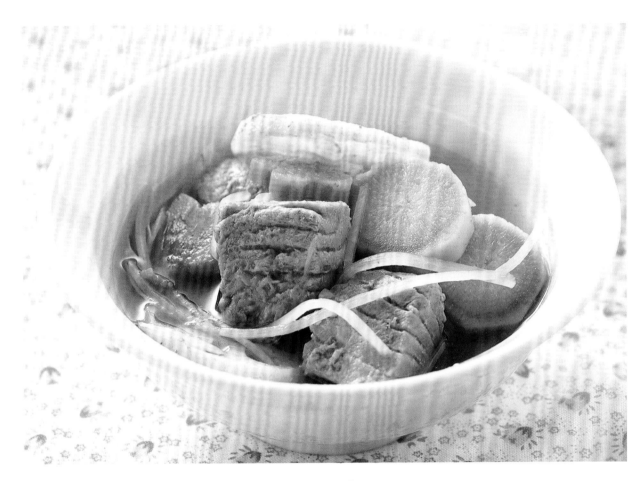

莲藕金枪鱼汤

活化脑细胞＋保护视网膜

材料：

带皮金枪鱼150克，姜20克，胡萝卜、莲藕、牛蒡各40克

调味料：

料酒、酱油各1大匙，白糖10克

做法：

❶ 金枪鱼洗净，去骨切小块；胡萝卜、莲藕和牛蒡洗净
   切片备用。

❷ 姜切丝备用。

❸ 汤锅加入做法❶的食材、调味料及适量水略煮。

❹ 加入姜丝，以中火煮6～7分钟即可。

滋补保健功效

　　金枪鱼富含 EPA 和 DHA 等不饱和脂肪酸，前者可
促进血液循环，后者可活化脑细胞、保护视网膜健康，
是孕期不可缺少的营养素。

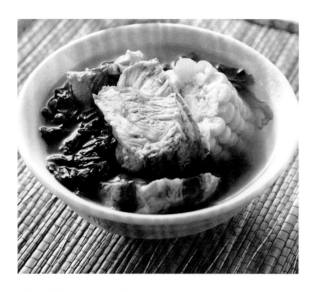

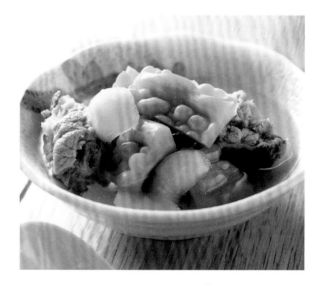

紫菜玉米排骨汤

改善便秘＋容易消化

材料：

紫菜10克，排骨100克，玉米50克

调味料：

盐、胡椒粉各1/6小匙

做法：

❶ 紫菜剪小段；排骨、玉米洗净剁成块状，备用。

❷ 排骨放入滚水中氽烫，以水冲净去除杂质。

❸ 汤锅加入适量的水，将排骨熬煮50分钟。

❹ 续入玉米熬煮40分钟，最后放入紫菜和调味料略煮即可。

苦瓜排骨汤

补充钙质＋清热降火

材料：

苦瓜、排骨各300克，姜片15克，百合10克

调味料：

盐少许

做法：

❶ 苦瓜洗净去籽，切成块状，焯烫去除苦味；排骨洗净，剁块，氽烫去除血水。

❷ 在锅中放入苦瓜、排骨、姜片、百合和1500毫升水，用小火熬煮约半个小时，加盐调味即可。

滋补保健功效

紫菜富有蛋白质，且易消化吸收；膳食纤维能维护肠道健康，是改善便秘的好食物；镁是细胞新陈代谢的必要元素。

滋补保健功效

苦瓜中的维生素C含量丰富，可清热、利尿、降火，调节体内新陈代谢；排骨含有钙质、蛋白质，可提供怀孕初期所需营养。

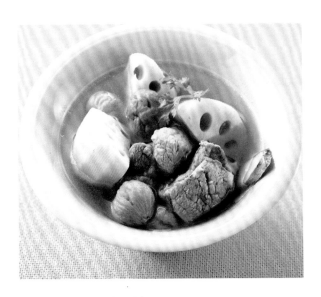

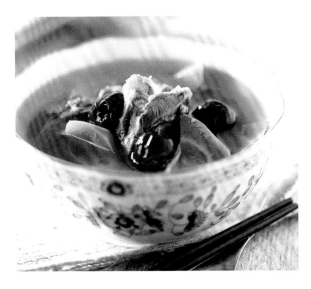

栗子莲藕排骨汤

缓和情绪＋补中益气

材料：
去壳栗子50克，莲藕100克，排骨300克，蒜3瓣，姜5
片，香菜叶少许

调味料：
酱油3大匙，米酒、蚝油各1大匙，白糖1小匙

做法：
① 莲藕洗净切块，栗子洗净备用。
② 排骨剁块，氽烫去血水，放入锅中略微煸干，锁住肉
汁后捞起备用。
③ 全部食材及调味料放入陶锅中，加600毫升水淹过食
材，开中火煮滚后转小火煮1个小时，熄火续闷10分
钟，撒上香菜叶即可。

> **滋补保健功效**
>
> 栗子有"干果之王"的称号，可抗衰老，预防骨质疏
> 松、口腔溃疡，莲藕补中益气，能缓和孕期中的焦躁情绪。

胡萝卜肉汤

护眼强身＋帮助血液循环

材料：
土豆50克，葱段10克，姜片2片，红枣3颗，五花肉200
克，胡萝卜100克

调味料：
Ⓐ 酱油2大匙，陈醋、白糖、米酒各1小匙
Ⓑ 橄榄油1大匙

做法：
① 胡萝卜、土豆洗净切块；五花肉洗净切块氽烫。
② 热油锅，爆香葱段、姜片，加入五花肉及胡萝卜、土
豆拌炒，再加入红枣、调味料 Ⓐ 和500毫升水焖煮
20分钟即可。

> **滋补保健功效**
>
> 胡萝卜富含有益胎儿发育成长所需的营养素，能提
> 高怀孕期间的免疫力，改善眼睛疲劳，预防贫血，还能
> 帮助血液循环。

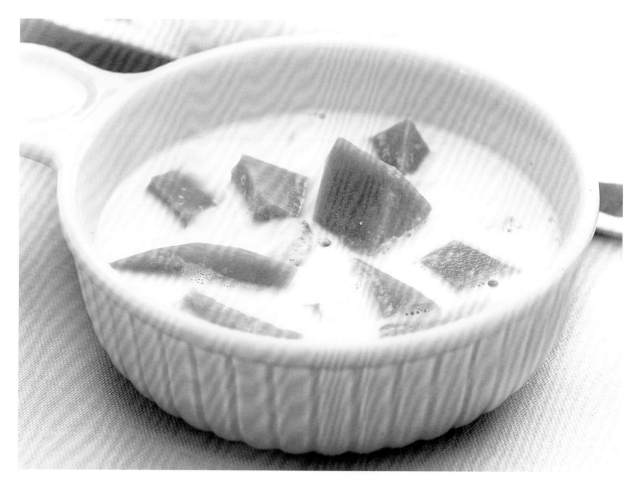

南瓜蘑菇浓汤
补血防癌＋提高免疫力

材料：
蘑菇100克，南瓜250克

调味料：
脱脂牛奶1/2杯，盐1/4小匙，胡椒粉少许

做法：
① 南瓜去籽去皮后蒸熟，切小块。
② 将南瓜和蘑菇加入脱脂牛奶及少许水一起煮开。
③ 加入盐和胡椒粉调匀即可。

滋补保健功效

　　菇类被证实可抗氧化，且富含膳食纤维；南瓜是维生素 A 的优质来源，也是补血圣品，多吃可防癌，提高孕妇免疫力。

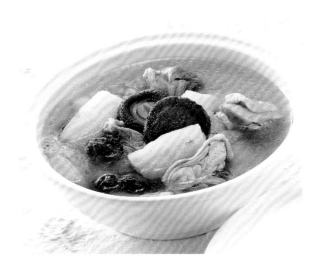

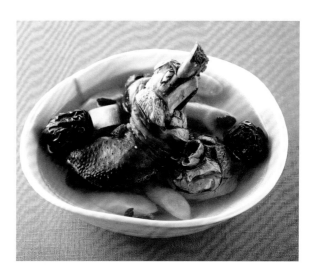

竹荪鸡汤

调节代谢＋强健体质

材料：

竹荪40克，鸡腿1只，香菇3朵，胡萝卜适量，姜20克，高汤1000毫升

调味料：

盐1/4小匙，白醋适量

做法：

1. 鸡腿去骨，切块洗净，放入滚水中汆烫取出；胡萝卜、姜洗净切片。
2. 竹荪略泡水后切成段，放入添加白醋的滚水中焯烫取出。
3. 锅中加入高汤煮滚，放入剩余材料煮约10分钟，再加盐调味即可。

滋补保健功效

竹荪属于菌菇类食材，性质温和，蛋白质含量高，且富含维生素 A、B 族维生素，不仅能滋补健体，且可调节人体的新陈代谢。

红枣乌鸡汤

补益肝肾＋消除胀气

材料：

牛蒡150克，枸杞子30克，乌鸡300克，红枣5颗

调味料：

盐适量

做法：

1. 牛蒡洗净，切成块状，乌鸡洗净剁块。
2. 取一锅，放入牛蒡、乌鸡、枸杞子、红枣和1000毫升水，煮约30分钟。
3. 加盐调味即可。

滋补保健功效

枸杞子可补益肝肾，强化免疫力；牛蒡所含寡糖及膳食纤维可消除胀气，改善孕期中的便秘，但因性寒，孕妇不宜大量食用。

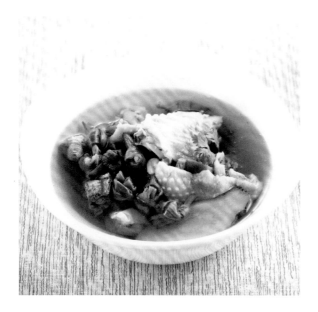

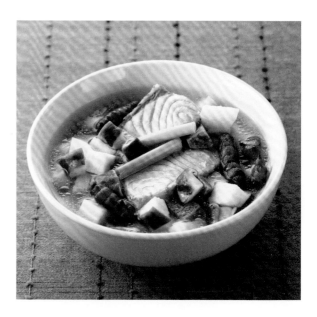

金针菇鸭肉汤

改善便秘＋保护视力

材料：

鸭1/2只，金针菇40克，老姜50克，香菜少许

调味料：

盐1/4小匙，米酒1大匙

做法：

① 鸭洗净剁小块，以滚水汆烫，捞出备用。

② 金针菇泡水至涨发，去蒂打结；老姜去皮切片备用。

③ 将鸭、金针菇、老姜、1500毫升水，以及调味料一起放入锅中，煮熟，放香菜即可。

滋补保健功效

金针菇颇具食疗价值，富含维生素 A、膳食纤维，能促进肠胃蠕动，有保护视力的功效。孕妇多吃金针菇，还可以有效改善便秘。

山药虫草三文鱼汤

补充营养＋增进食欲

材料：

山药30克，冬虫夏草5克，三文鱼50克，香菇2朵，葱段少许，高汤30毫升

调味料：

盐1/4小匙，水淀粉2小匙，香油少许，橄榄油1大匙

做法：

① 三文鱼洗净切块；山药、香菇洗净切丁，备用。

② 热油锅，爆香葱段、香菇丁，续入三文鱼、山药、冬虫夏草、高汤煮滚后，转小火续煮。

③ 放盐调味，起锅前加水淀粉勾芡，滴入香油即可。

滋补保健功效

山药可保护胃壁和增进食欲，增强胃肠道消化功能。三文鱼富含钙、铁、蛋白质与 DHA，可提供孕妇及胎儿所需营养。

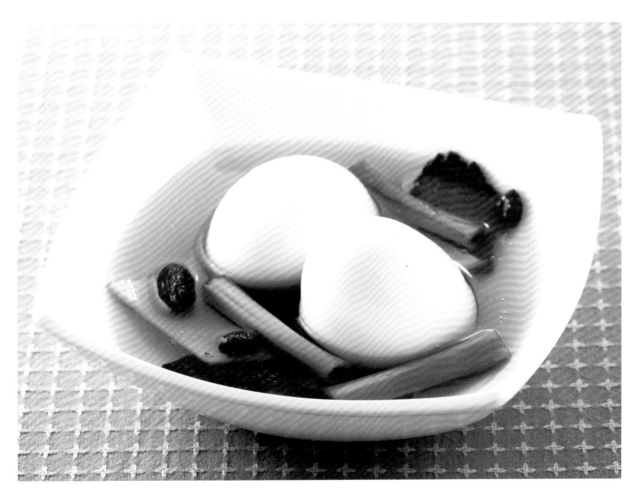

首乌炖鸡蛋

改善便秘＋增强免疫力

材料：
何首乌20克，鸡蛋2个，葱、姜、枸杞子各适量

调味料：
盐、料酒各适量

做法：

❶ 何首乌洗净，备用。

❷ 鸡蛋洗净；汤锅加入适量水，将蛋略为煮熟，去壳后备用。

❸ 将鸡蛋、何首乌、枸杞子放入锅内，加入水、葱、姜及调味料，煮沸后，再以小火熬煮约5分钟即可。

滋补保健功效

何首乌含有大黄酸、卵磷脂，对改善血液循环、便秘均有效；蛋黄中的卵磷脂能保护胎儿神经细胞，并增强免疫力。

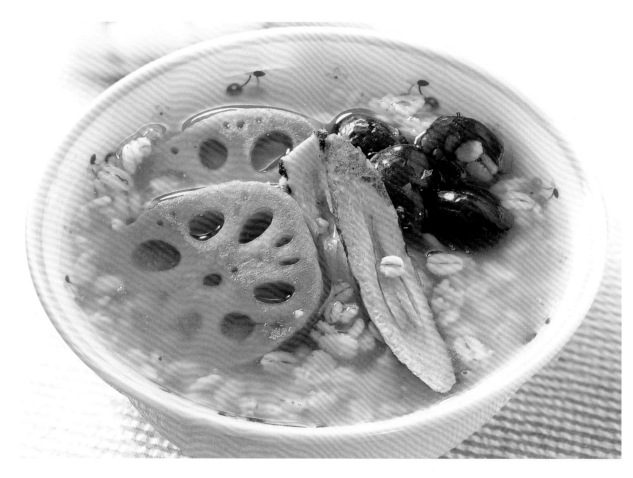

甘麦枣藕汤
宁心安神＋健脾益胃

材料：
莲藕250克，小麦75克，甘草12克，红枣5颗

调味料：
盐1/4小匙，白醋少许

做法：
❶ 小麦洗净，泡水1小时；莲藕去皮切片，放入清水
（加少许白醋）浸泡5分钟。

❷ 将小麦、甘草、红枣放入砂锅中，加入适量水煮滚。
❸ 莲藕放入做法❷的锅中以小火煮软，加盐调味即可。

滋补保健功效
小麦具有养心安神的作用；甘草、红枣能健脾益胃；
莲藕可以补血，有预防贫血的作用。

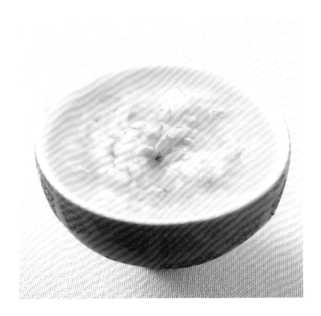

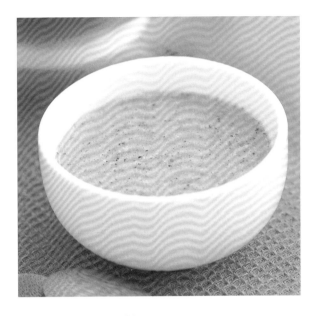

松子甜粥
促进胎儿脑细胞发育＋润肠通便

材料：
松子仁50克，大米100克

调味料：
蜂蜜适量

做法：
1. 松子仁洗净后，沥干备用。
2. 将大米、松子仁加水后，熬煮至熟透。
3. 食用时，淋上蜂蜜即可。

滋补保健功效
松子中的油脂多为不饱和脂肪酸，能促使细胞生物膜结构更新，提供胎儿脑神经发育所需养分，还能润滑肠道。但因热量较高，食用不宜过量。

核桃芝麻糊
促进胎儿大脑发育＋营养高钙

材料：
核桃30克，黑芝麻50克，牛奶100毫升

调味料：
冰糖4大匙，蜂蜜少许

做法：
1. 将黑芝麻、核桃以小火炒香，待冷却后，倒入果汁机中加水500毫升，打至无粗粒。
2. 取一汤锅，放入900毫升的水和冰糖，加热至烧滚后放入做法1的食材。
3. 以小火烧滚后，加入牛奶、蜂蜜，搅拌均匀即可。

滋补保健功效
黑芝麻富含钙；核桃含人体必需脂肪酸及蛋白质，其中的磷脂类对胎儿脑神经有良好的保健作用，有助自主神经系统的协调。

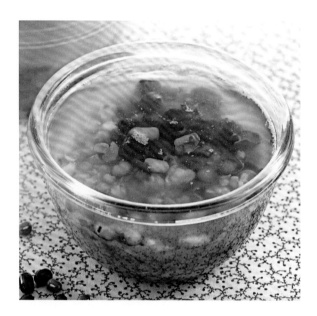

甘蔗双豆汤

排除宿便＋生津止渴

材料：

绿豆300克，红豆150克，甘蔗汁500毫升

做法：

1 红豆、绿豆浸泡半个小时后，放入适量水，煮至沸腾。

2 沸腾后，再用小火煮约20分钟，煮至两种豆子都松软。

3 加入甘蔗汁煮滚即可。

滋补保健功效

　　绿豆可消肿利尿、清热解毒，刺激肠胃蠕动；改善孕妇宿便困扰；甘蔗可生津止渴，缓解孕吐。

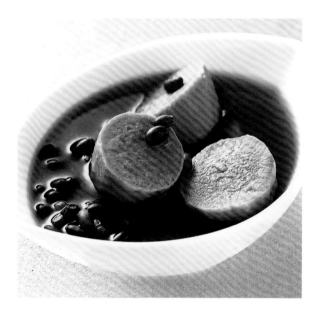

红豆甜薯汤

排除毒素＋抗氧化

材料：

红薯200克，红豆20克，黑豆10克

调味料：

黑糖2大匙

做法：

1 红豆和黑豆泡水3个小时；红薯洗净去皮切块。

2 将红豆和黑豆加入适量的水煮熟。

3 加入红薯块以小火炖熟，再加黑糖调味即可。

滋补保健功效

　　红薯、红豆皆富含膳食纤维及抗氧化物，适量食用不仅可帮助胃肠蠕动、排除毒素，还可增强身体的抗氧化能力。

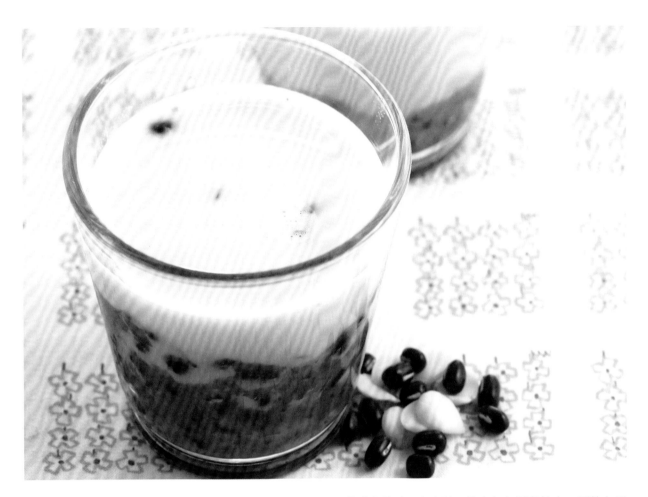

红豆杏仁露

促进肠道蠕动＋帮助胎儿发育

材料：

红豆30克，杏仁100克

调味料：

冰糖适量

做法：

❶ 红豆洗净，放入电锅中蒸软备用。

❷ 杏仁泡水3个小时，将杏仁与浸泡的水一同放入果汁机中打匀，过筛取汁。

❸ 杏仁汁倒入锅中煮滚，加入红豆、冰糖调味即可。

滋补保健功效

杏仁含有维生素E、植物性蛋白质、不饱和脂肪酸等，可促进胎儿大脑细胞发育；其丰富的膳食纤维，还能帮助肠道蠕动。

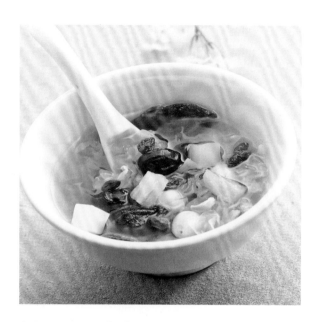

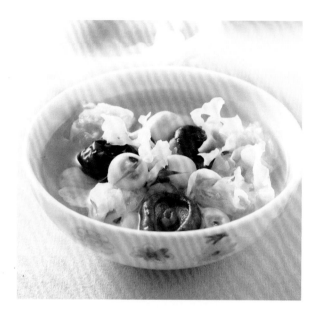

银耳百合桂圆露

滋阴润肺＋安神养心

材料：

枸杞子20克，桂圆、莲子、百合、红枣、魔芋、干银耳
各50克

调味料：

冰糖适量

做法：

① 百合洗净，泡于清水中1个小时，备用。

② 银耳泡发后，去粗蒂，切成小块，放入水中煮滚后转
小火煮2.5个小时。

③ 再放入冰糖、百合、桂圆、莲子、红枣、枸杞子及魔
芋，煮30分钟即可。

滋补保健功效

银耳可滋阴润肺；莲子富含钙、磷、铁等矿物质，
可养心安神，并帮助孕妇入眠。

红枣菇耳汤

滋阴养胃＋健脾益胃

材料：

香菇15克，银耳50克，莲子50克，红枣5颗

调味料：

白糖适量

做法：

① 将香菇以温水泡软、洗净。

② 所有材料洗净，和香菇一起放进砂锅中，加水同煮。

③ 煮沸后，以小火煨煮约30分钟，加入白糖调味即可。

滋补保健功效

银耳具有滋阴润肺、养胃生津、消除疲劳的功效；
莲子则可补中益气、镇静安神。这道汤品能益气养血、
健脾益胃。

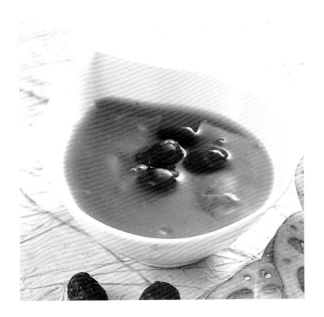

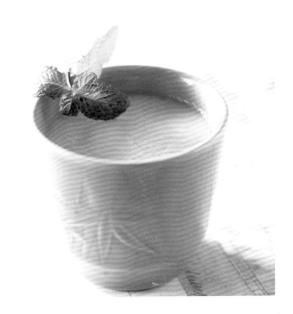

藕节红枣煎
补益脾胃＋提高免疫力

材料:

藕节100克，红枣300克

做法:

❶ 将藕节洗净，加水煎至浓稠状。

❷ 放入红枣煮熟即可。

姜汁炖牛奶
改善孕吐＋预防感冒

材料:

牛奶200毫升，姜20克，蛋清2个，薄荷叶少许

调味料:

冰糖1小匙

做法:

❶ 姜打成汁，蛋清打匀。

❷ 将姜汁、牛奶、蛋清搅拌均匀，放入有盖的盅碗内，蒸约30分钟取出，以冰糖调味，用薄荷叶装饰即可。

滋补保健功效

　　莲藕能健脾止泻、补益脾胃，富含铁，对预防缺铁性贫血有益。红枣中丰富的维生素 C 可增强母体免疫力，促进孕妇对铁的吸收。

滋补保健功效

　　姜可促进血液循环，改善手脚冰冷的情况，还可开胃、消除胀气，有助改善孕吐，并有预防感冒的功效。

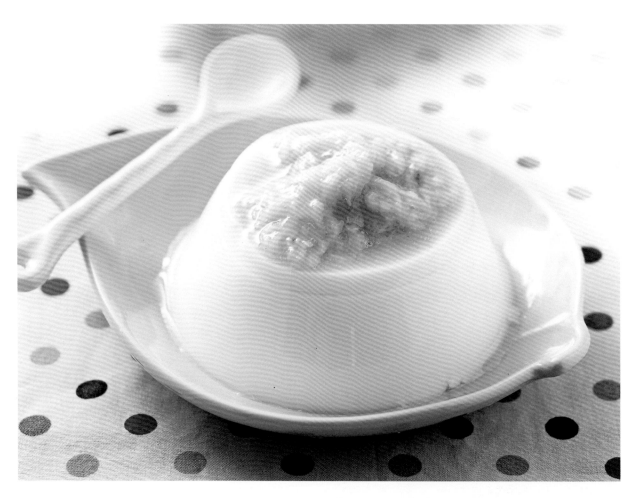

蜜桃奶酪
增加食欲＋高铁补血

材料：
甜桃300克，奶酪4个

调味料：
白糖2大匙

做法：
① 甜桃去核切块。

② 锅中加入白糖及2大匙水煮溶；放入甜桃，以中火煮5分钟，再翻面以小火煮15分钟，待凉后放入密封罐冰镇。

③ 将做法②的食材切成泥状，放在奶酪上即可。

滋补保健功效

桃子富含铁和果胶，能预防便秘和贫血；丰富的有机酸和膳食纤维可促进肠胃蠕动、增加食欲，适合孕妇在食欲不佳的怀孕初期食用。

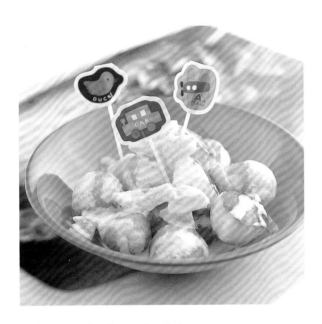

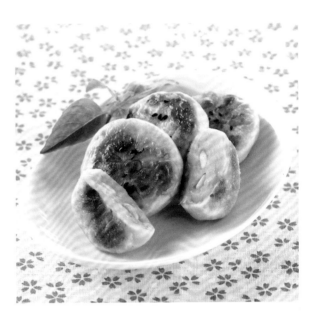

苹果哈密瓜酸奶

改善便秘＋加速代谢

材料：

生菜丝200克，哈密瓜球、苹果球各100克

调味料：

低脂酸奶5大匙，柳丁果粒1大匙，柠檬汁2小匙

做法：

1. 调味料放入小碗中混合均匀。
2. 将所有食材摆盘，淋上调味料即可。

滋补保健功效

苹果含有果胶，生吃可缓解便秘。哈密瓜具有多种营养成分与微量元素，能加速体内新陈代谢。

松子红薯煎饼

促进胎儿发育＋代谢宿便

材料：

中筋面粉、红薯各50克，松子20克，炼乳少许，黑芝麻适量

调味料：

白糖1大匙，罗勒叶少许

做法：

1. 红薯蒸熟压成泥。
2. 将面粉加水揉成面团，分成4块，擀成圆形的饼皮。
3. 将红薯泥加白糖、松子、炼乳，搅拌均匀成为内馅。
4. 将内馅包入圆形饼皮中，表面沾少许水，裹上黑芝麻，两面煎成金黄色，用罗勒叶装饰即可。

滋补保健功效

红薯含有丰富的膳食纤维，有助于代谢体内的宿便。松子中的不饱和脂肪酸可以促进胎儿发育。

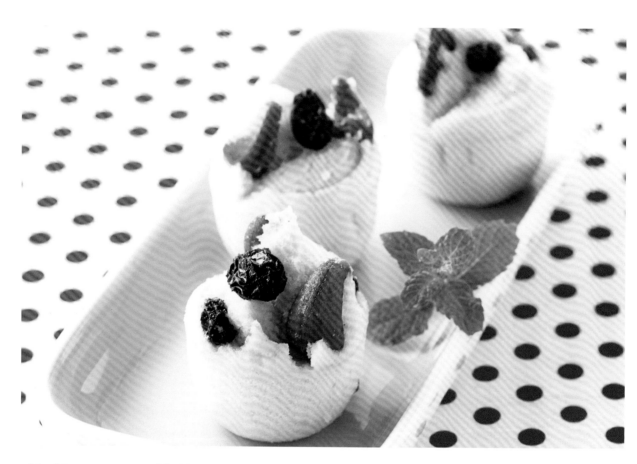

葡萄干腰果蒸糕
排便顺畅＋消除疲劳

材料：

低筋面粉160克，鸡蛋2个，泡打粉10克，腰果、葡萄干各少许，薄荷叶少许

调味料：

白糖4大匙，盐少许

做法：

❶ 把鸡蛋、150毫升水打匀，加入过筛的低筋面粉、白糖、盐及泡打粉拌匀。

❷ 将面糊倒入模子中，上面撒上葡萄干、腰果，放入锅中蒸熟，用薄荷叶装饰即可。

滋补保健功效

适量摄取腰果可使排便顺畅。葡萄干含丰富的铁，其主要成分为葡萄糖，体内吸收后能转化成身体需要的能量，有效消除疲劳。

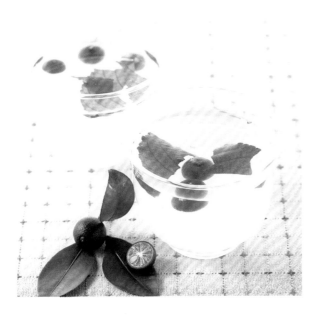

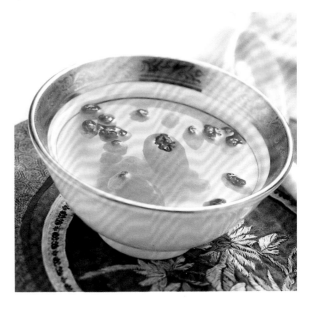

紫苏金橘茶

缓解孕吐＋帮助消化

材料：
新鲜金橘5颗，紫苏3片

调味料：
蜂蜜1小匙

做法：
① 金橘、紫苏洗净后沥干。
② 将金橘切片及紫苏切碎后，放入瓷杯中加水至8分满。
③ 放入电锅中，外锅加水1/3杯，按下开关，煮至开关跳起，加入蜂蜜即可。

滋补保健功效

　　紫苏具有调整肠胃功能的作用，可帮助消化、增强肠胃蠕动及胃液分泌，配合金橘，可缓解孕吐症状，具有止呕、开胃的效果。

红枣枸杞子茶

滋补肝肾＋补血安神

材料：
红枣12颗，枸杞子15克

做法：
① 红枣洗净，用刀在表面划2刀；枸杞子浸泡于水中，洗净。
② 红枣和枸杞子放入锅中，加3杯水，以大火煮沸，转小火，续煮20分钟即可。

滋补保健功效

　　红枣有补血、安神功效。枸杞子可滋补肝肾，保护视力。此茶饮能改善孕妇的失眠症状，舒缓不适和压力。

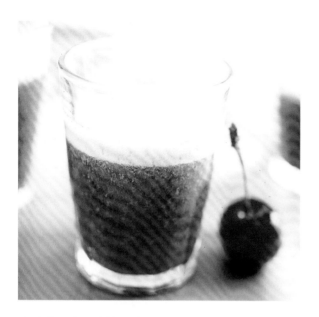

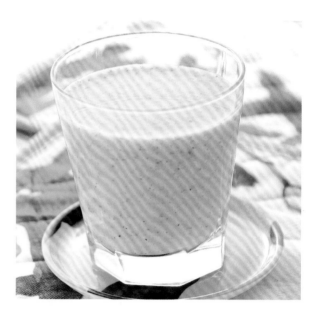

粉红樱桃美人饮

红润气色＋预防贫血

材料：
樱桃10颗，碎冰1/2杯

调味料：
蜂蜜1大匙

做法：
① 樱桃洗净去核。
② 将所有材料一起放入果汁机中，以高速打成汁，倒入杯中即可。

滋补保健功效
　　樱桃富含铁，可有效预防贫血，红润气色，并能祛风除湿，缓解关节冷痛。

芝麻香蕉牛奶

润肠通便＋安定情绪

材料：
香蕉1根，牛奶300毫升，芝麻粉1小匙

做法：
① 香蕉去皮、切段。
② 将所有材料放入果汁机中，搅打均匀即可。

滋补保健功效
　　香蕉可以安定情绪、润肠通便，配合牛奶，更能缓解孕期焦躁的情绪，缓解失眠。

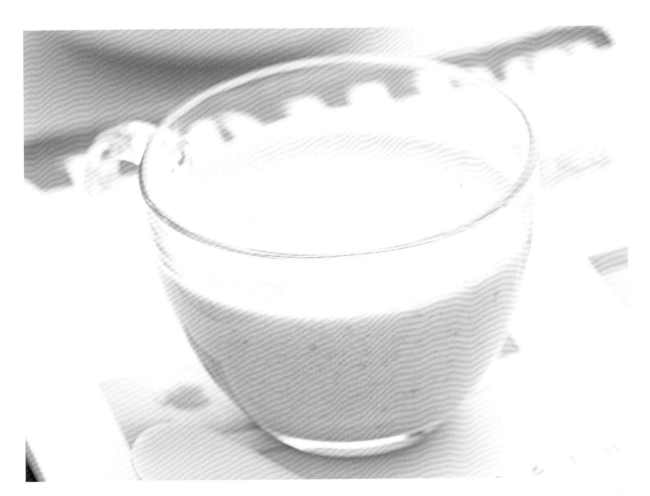

核桃糙米浆
预防水肿＋缓解便秘

材料：
熟花生仁、核桃各20克，糙米100克

调味料：
白糖2大匙

做法：
❶ 糙米洗净后，浸泡1个小时备用。

❷ 将糙米、花生仁、核桃加入800毫升的水，放入豆浆机中搅打成浆。

❸ 将做法❷的食材加入1000毫升的水，用小火煮至沸腾，再加入白糖，搅拌至糖溶化即可。

滋补保健功效

糙米含蛋白质、维生素 A、B 族维生素，能促进肠胃蠕动，帮助排毒，预防孕期中的便秘与水肿，且易有饱腹感。

第二孕期(怀孕15~28周)
规律饮食，营养均衡、多元化

食补重点

早餐丰富、午餐适中、晚餐少量，三餐定时、定量。

每天吃多种不同类别的食物，兼顾营养均衡。

营养需求

怀孕中期，孕妇要特别注意蛋白质、叶酸、镁、碘、硒、B族维生素、维生素C、维生素D、维生素E等营养素的额外摄取，并避免吃垃圾食物。

养身特效食材

肉类、豆类、乳制品、柑橘类水果、深绿色及黄色蔬果。

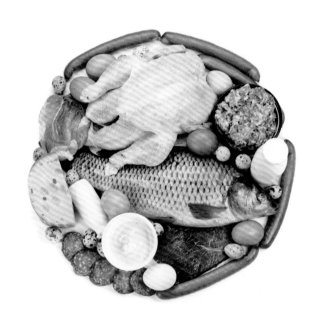

第二孕期要吃些什么

富含蛋白质的食物：蛋类、肉类、豆类、奶类等。

富含叶酸的食物：动物内脏、啤酒酵母、豆类食品（如扁豆、豌豆）、绿色蔬菜（如芦笋、菠菜、西蓝花）、柑橘类水果（如柳橙、橘子、柠檬、葡萄柚）等。

富含B族维生素的食物：糙米、全谷类、乳制品、坚果类、绿色蔬菜等。

富含维生素D、维生素E的食物：动物肝脏、沙丁鱼、鱼肉、鸡肉、蛋黄等。

富含镁、碘、硒等矿物质的食物：小麦胚芽、洋葱、西红柿、海带、紫菜、深绿色及黄色蔬果等。

为什么要这样吃

- 蛋白质摄取不足会造成代谢不完全，易引起全身性水肿。

- 怀孕时缺乏叶酸，容易使孕妇成为巨细胞性贫血的高危险群，也可能有胎儿早产或是体重过轻的情形。

- B族维生素，除了可以预防孕妇贫血外，还能维持其皮肤、指甲、头发的健康。

- 怀孕期间牙齿防御能力降低，补充维生素D、维生素E可以预防蛀牙发生，同时增加皮肤弹性，并延缓皮肤衰老。

- 为避免胎儿在生长过程中，头发、皮肤、牙齿的发育受到影响，不能忽略镁、碘、硒等矿物质的摄取。

中医调理原则

- 怀孕中期，在饮食方面要注意多样化，且营养均衡，但是不能吃太饱，要多吃蔬菜和水果，以利于通便。
- 此时孕妇容易上火、便秘，可以多吃清润的食品，如菊花茶、新鲜果汁，以及富含铁质与高钙的食物。不明来源的中药、非经合格中医师确认用药用量及用法，均应避免食用。
- 素食孕妇在饮食的选择上较少，更要注意饮食需多样化，以提供胎儿足够的养分。
- 吃全素的孕妇，应特别注意摄取富含维生素B_{12}的食材或额外服用维生素B_{12}补充剂。

孕期特征

- 此时胎儿的器官持续发育，脸部特征也较为明显，胎儿的体重在此阶段快速增加。
- 在孕妇方面，由于子宫日渐变大造成压迫，会引起腰酸背痛、静脉曲张等症状，有时大腿也会有酸痛、抽筋的感觉。

食疗目的

- 让胎儿正常发育（骨骼发育），并预防孕妇出现贫血现象。
- 预防胎儿发育不良，以免体重偏低、早产，否则严重时甚至会导致胎儿死亡。
- 有助于减缓孕妇怀孕期间，尤其在夜间和清晨出现的手脚抽筋的症状。

营养师小叮咛

- 体重正常的孕妇在怀孕中期和后期，每天应该多摄取300千卡的热量、10克的蛋白质。
- 避免食用过于精致的食物，使叶酸流失，也避免食用添加剂过多的加工食品，造成母体和胎儿的负担。
- 油脂、甜分太高的食物，只会使孕妇过胖、营养不均衡，应尽量避免。
- 每天至少喝8杯水，足够的水分能让排便顺畅。如果孕妇水肿严重，或有妊娠高血压、子痫前症，则建议减少饮水量，以避免因无法代谢而加重病情。

营养需求表

一般怀孕女性每日营养素建议摄取量（中国居民膳食营养素参考摄取量DRIs）

营养素	每日建议摄取量
蛋白质	体重×（1g～1.2g）+10g
叶酸	0.4mg+0.2mg
B族维生素	成年女性每日建议量（0.9～1.3mg）+0.2mg
维生素D、维生素E	0.01mg+0.005mg、12mg+2mg
镁、碘、硒	355mg、0.2mg、0.06mg

第二孕期营养师一周饮食建议

时间	早餐	午餐	点心	晚餐
Day 1	三文鱼饭团p.100 莓果胡萝卜汁p.153	芝麻绿豆饭p.98 培根四季豆p.119	燕麦浓汤面包盅p.136	米饭 甜椒三文鱼丁p.105
Day 2	鲭鱼燕麦粥p.98 水果1份	米饭 小鱼炒百叶p.103 炒嫩油麦菜p.120	冰糖参味燕窝p.141	南瓜面疙瘩p.101
Day 3	黑豆燕麦馒头p.102 酸奶葡萄汁p.153	红薯糙米饭p.96 香菇茭白p.125	牛肉芝麻卷饼p.110	米饭 鲜炒墨鱼西蓝花p.109
Day 4	燕麦瘦肉粥p.99 水果1份	米饭 炒坚果小鱼干p.103 清炒山药芦笋p.120	葡汁蔬果沙拉p.147	核桃炒饭p.95
Day 5	黑芝麻糯米粥p.97 水果1份	核桃炒饭p.95 清炒黑木耳豆芽p.126	鳕鱼土豆球p.106	米饭 萝卜丝炒猪肉p.112
Day 6	黑木耳燕麦粥p.99 水果1份	米饭 香料烤三文鱼p.105 香菇烩白菜p.123	红枣枸杞子黑豆浆p.151	米饭 高纤蔬菜牛奶锅p.117
Day 7	牡蛎虱目鱼粥p.101 水果1份	梅子鸡肉饭p.96 韭菜炒鸭血p.117	鲜果奶酪p.148	南瓜蔬菜浓汤p.133

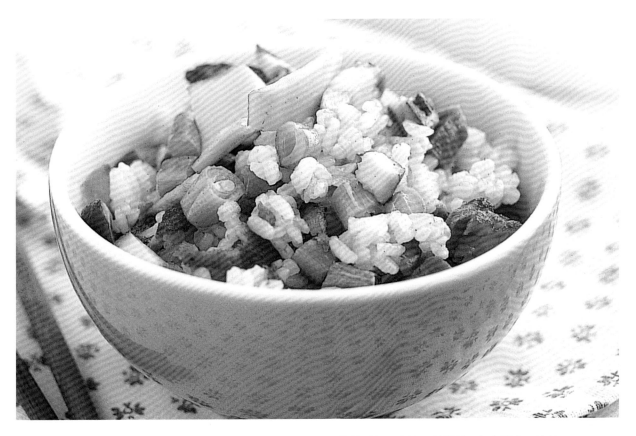

核桃炒饭

高纤营养＋健脑补脑

材料：
四季豆、胡萝卜各30克，核桃40克，洋葱10克，圆白菜100克，米饭1碗半，蛋清1个

调味料：
胡椒粉、盐各1/4小匙，酱油、白糖各1/2小匙，橄榄油1小匙

做法：
❶ 核桃以烤箱烤至微金黄色取出，四季豆、胡萝卜和洋葱洗净切小丁，圆白菜洗净切丝。

❷ 热油锅，倒入蛋清拌炒，加入洋葱丁快炒。

❸ 再倒入米饭、剩余调味料及其他食材炒熟即可。

滋补保健功效

核桃是很好的滋补食物，能健脑补脑、益胃、润肠，搭配富含膳食纤维的胡萝卜、洋葱、圆白菜，可谓高纤营养。

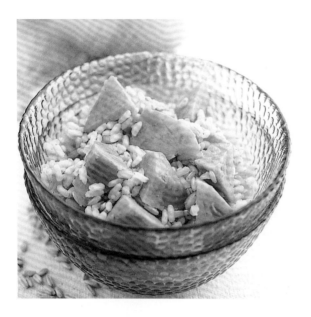

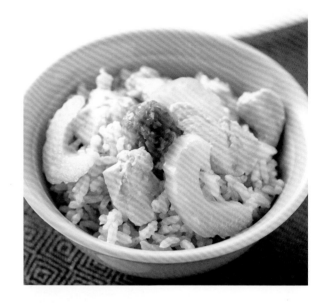

红薯糙米饭

消除疲劳＋改善便秘

材料：

糙米120克，红薯80克

做法：

❶ 红薯洗净去皮，切小块；糙米洗净加2杯水，浸泡
30分钟。

❷ 将红薯块加入糙米里，用电锅蒸熟，再闷10～15分
钟即可。

滋补保健功效

糙米和红薯皆富含 B 族维生素，有助于身体的代谢
平衡、消除疲劳倦怠感，改善孕期便秘。

梅子鸡肉饭

健脾益胃＋补足元气

材料：

米饭3碗，梅子20克，鸡肉、西芹各50克，熟芝麻10克

调味料：

米酒1大匙，盐、胡椒粉各少许

做法：

❶ 梅子切碎；鸡肉洗净切丁；西芹洗净切片，备用。

❷ 将梅子碎、鸡肉丁、西芹片及调味料混匀，腌5分
钟，再蒸熟。

❸ 将米饭与做法❷的食材拌匀，撒上熟芝麻即可。

滋补保健功效

大米具有健脾胃、补中气、养阴生津、除烦止渴等
作用；其含有丰富的淀粉，是补充体力、调理脾胃很好
的食物。

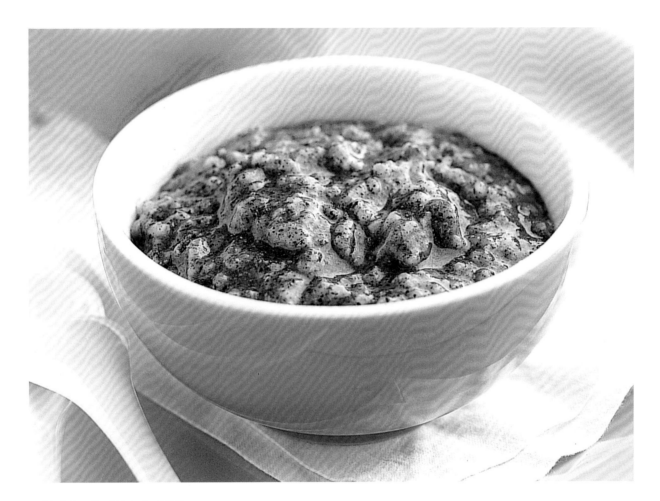

黑芝麻糯米粥

促进肠道蠕动＋补充体力

材料：
黑芝麻80克，糯米100克

做法：
❶ 黑芝麻研磨成粉。

❷ 将糯米加水煮成粥，煮滚时转为小火，加入黑芝麻粉，
煮约20分钟即可。

滋补保健功效

黑芝麻富含亚香油酸，能促进肠道蠕动，预防便秘。
此粥品有助于排毒美颜，还可预防肠道癌、补充体力。

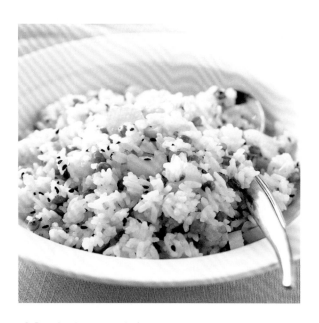

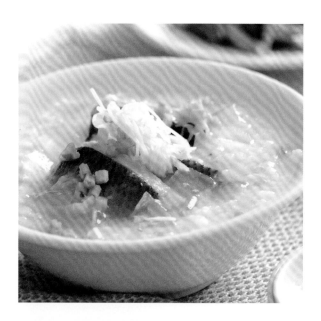

芝麻绿豆饭
增加细胞活力＋预防便秘

材料：
绿豆30克，西芹50克，大米80克，黑芝麻2大匙

做法：
1 绿豆泡水1个小时，沥干；西芹洗净切丁，备用。
2 把泡好的绿豆、西芹、大米、黑芝麻及等量的水放入电锅中，煮熟即可。

滋补保健功效
　　黑芝麻含铁量高，并有丰富的维生素E，可预防贫血、活化脑细胞，还有助于排便；绿豆所含的矿物质更是增强免疫力的良好来源。

鲭鱼燕麦粥
高纤清肠＋排除毒素

材料：
燕麦80克，鲭鱼100克，姜丝10克，葱花少许

调味料：
盐1/2小匙，胡椒粉1/4小匙

做法：
1 燕麦泡水20分钟；鲭鱼切块，备用。
2 汤锅加水煮滚，加入燕麦略煮。
3 放入鲭鱼块和姜丝，以小火煮1个小时，随时搅拌。
4 待燕麦煮熟，再加盐和胡椒粉调味，撒上葱花即可。

滋补保健功效
　　鲭鱼富含DHA、EPA，能帮助胎儿发育、活化大脑细胞。燕麦含非水溶性膳食纤维，具有保健肠道、排除体内废物和毒素的功效。

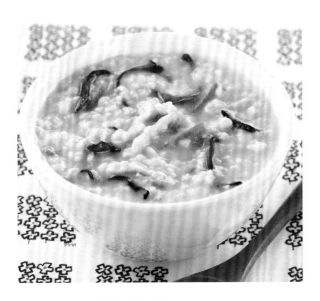

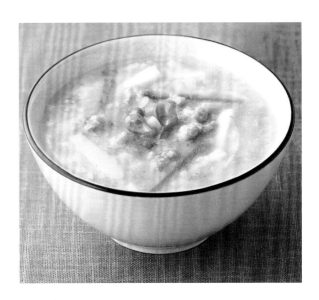

黑木耳燕麦粥

预防便秘＋维持肠道健康

材料：
燕麦100克，胡萝卜丝55克，黑木耳丝30克，猪肉丝
100克，高汤800毫升

调味料：
盐1/4小匙，香油1小匙

做法：
❶ 燕麦洗净捞起，取一锅与高汤同煮，煮15～20分钟
至软透。

❷ 将胡萝卜丝、黑木耳丝及猪肉丝放入锅中，加盐调
味，起锅前滴入香油即可。

> **滋补保健功效**
> 　　燕麦富含膳食纤维，能改善肠内菌群的生态环境，
> 预防便秘，食用后易产生饱腹感，有助于孕妇控制体重。

燕麦瘦肉粥

帮助胎儿发育＋促进代谢

材料：
瘦绞肉、燕麦各150克，胡萝卜丝、葱段各10克，芹菜
30克，姜末15克

调味料：
盐适量

做法：
❶ 将瘦绞肉、芹菜洗净；芹菜去叶后切碎末。

❷ 锅内加1000毫升水煮滚后，放入燕麦片。

❸ 烹煮2分钟后，再加瘦绞肉、胡萝卜丝、葱段、姜末
及芹菜末混匀。

❹ 煮熟后，加盐调味即可。

> **滋补保健功效**
> 　　燕麦的营养价值高，B 族维生素能帮助胎儿发育成
> 长；猪肉的维生素 B_1 含量居肉类之冠，有助于孕妇的新
> 陈代谢。

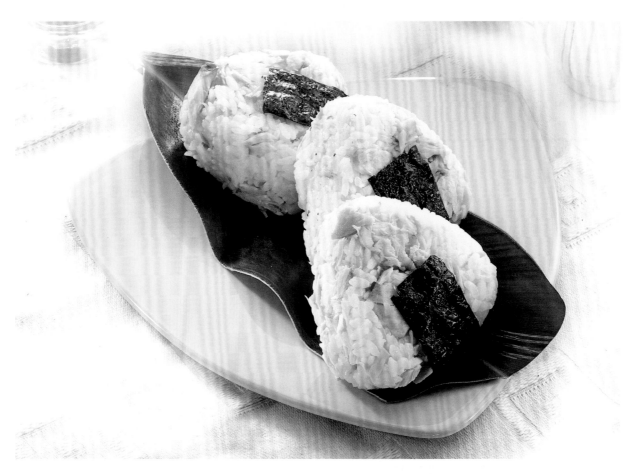

三文鱼饭团

帮助胎儿发育＋补充营养

材料：

三文鱼80克，洋葱碎20克，西芹碎30克，寿司海苔1/2
张，胚芽米饭1.5碗

调味料：

寿司醋1大匙，柴鱼粉1/4小匙

做法：

❶ 将寿司海苔切成粗条。

❷ 把三文鱼用水煮熟后，沥干捣碎。

❸ 将胚芽米饭、洋葱碎、西芹碎、三文鱼和调味料拌匀。

❹ 把做法❸的备料整形后，外层贴上寿司海苔即可。

滋补保健功效

三文鱼含人体所需的多不饱和脂肪酸 DHA、
EPA，能帮助胎儿脑细胞及神经发育；胚芽米中所含的
维生素 E，亦有协助功效。

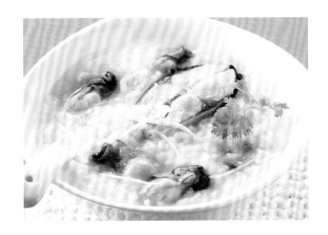

牡蛎虱目鱼粥

增强免疫力＋帮助胎儿脑部发育

材料：
虱目鱼、大米各100克，牡蛎150克，高汤350毫升，红薯粉80克，芹菜末30克，香菜15克

调味料：
盐1/4小匙，胡椒粉、香油各1小匙

做法：

❶ 牡蛎洗净沥干，蘸裹红薯粉，放入滚水中汆烫捞起；虱目鱼去刺切小块，备用。

❷ 大米洗净加高汤，煮滚后以小火煮10分钟。

❸ 将虱目鱼、牡蛎放入做法❷的锅中，以大火煮滚后，加盐调味，起锅前放入芹菜末、香菜拌匀，加入胡椒粉、香油即可。

滋补保健功效

　　虱目鱼是游离氨基酸和核苷酸含量较高的鱼种，能增强免疫力；鱼肉含有丰富的蛋白质、多不饱和脂肪酸，可促进胎儿脑部发育。

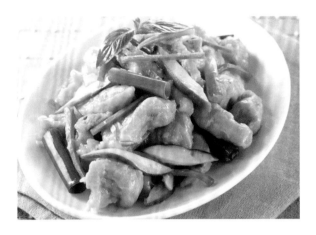

南瓜面疙瘩

提高免疫力＋排便顺畅

材料：
低筋面粉70克，南瓜180克，蛋黄1个，奶酪粉15克，香菇丝、猪肉丝、胡萝卜丝、圆白菜各10克，葱段少许，罗勒叶少许

调味料：
盐、胡椒粉各少许，橄榄油1大匙

做法：

❶ 南瓜蒸熟成泥，加面粉、蛋黄、奶酪粉和盐，揉成面团。

❷ 加水烧热，用筷子将面团一片片拨入滚水中，煮到浮起备用。

❸ 热油锅，爆香香菇丝、胡萝卜丝、猪肉丝，加圆白菜丝和面疙瘩翻炒，撒入胡椒粉、葱段炒匀，用罗勒叶装饰即可。

滋补保健功效

　　南瓜富含维生素A、B族维生素、蛋白质，能提高孕妇的免疫力，并促进胎儿发育；同时其丰富的膳食纤维可使排便顺畅。

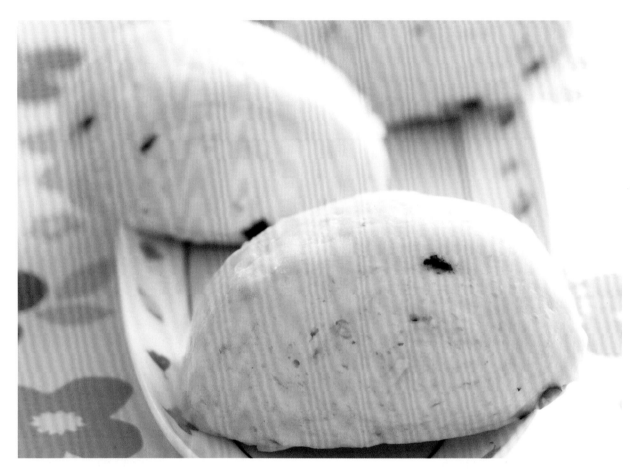

黑豆燕麦馒头

改善便秘＋增强体力

材料：

熟黑豆10克，熟燕麦30克，低筋面粉100克

调味料：

白糖20克，酵母、泡打粉各1小匙

做法：

❶ 所有材料和调味料混合，揉成光滑的面团。

❷ 冬天约发酵10分钟；夏天气温较高，搓揉时已开始发

酵，动作宜快，只需发酵5分钟。

❸ 将面团搓成长条、切段，放上铺有蒸笼纸的蒸盘。

❹ 发酵20分钟，放入蒸笼，用大火蒸8分钟即可。

滋补保健功效

燕麦与黑豆均富含膳食纤维，可帮助肠道蠕动，改善怀孕期间的便秘现象，也能提供足够的热量，使孕妇精神、有活力。

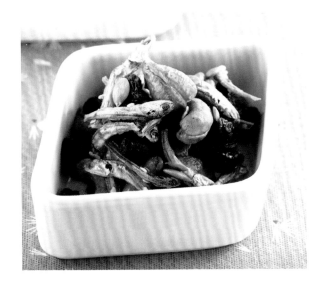

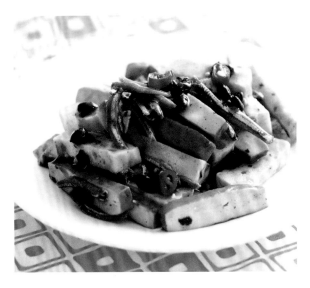

炒坚果小鱼干
帮助胎儿发育＋消除疲劳

材料：
南瓜子、小鱼干各100克，腰果200克，葡萄干50克

调味料：
盐、胡椒粉各1/4小匙，橄榄油1大匙

做法：
❶ 腰果、南瓜子、葡萄干洗净备用。

❷ 热油锅，放入小鱼干、腰果、南瓜子拌炒，加入葡萄干，以盐及胡椒粉调味即可。

> **滋补保健功效**
> 　　南瓜子富含不饱和脂肪酸，有助于胎儿脑部发育；葡萄干富含铁质及其他矿物质，能有效消除疲劳，预防贫血。

小鱼炒百叶
补充钙质＋高蛋白质

材料：
小鱼干、红辣椒圈各10克，百叶豆腐条150克，豆干片50克

调味料：
Ⓐ 橄榄油1小匙
Ⓑ 蚝油1/4小匙，豆豉1小匙，香油少许

做法：
❶ 小鱼干泡水备用。

❷ 热油锅，加入红辣椒及小鱼干炒香。

❸ 放入百叶豆腐条、豆干片炒香后，续入小鱼干及调味料Ⓑ略炒。

❹ 再加水1/4杯烧煮入味即可。

> **滋补保健功效**
> 　　此道菜中含有丰富的植物性蛋白质和钙质，可以提供孕妇孕中期所需的营养，帮助胎儿组织器官的形成。

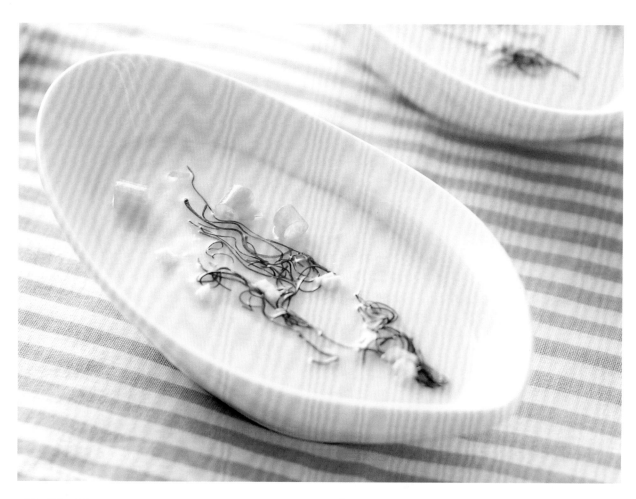

发菜蒸蛋
补充钙质＋帮助消化

材料：
鸡蛋2个，发菜3.5克，姜1片，葱1根，高汤1杯

调味料：
橄榄油、水淀粉各1小匙，盐1/2小匙，蚝油2大匙

做法：
❶ 发菜用水泡软；姜、葱切末；鸡蛋打散。

❷ 将盐和高汤加蛋液调匀，再移入蒸锅以小火蒸熟。

❸ 爆香姜末、葱末，放入发菜，再加入蚝油拌匀，以水淀粉勾芡，淋在蒸蛋上略蒸即可。

滋补保健功效

发菜含丰富膳食纤维、蛋白质、钙质及铁质等，多吃可滋补肝肾、帮助消化，还能降低血压、血脂。

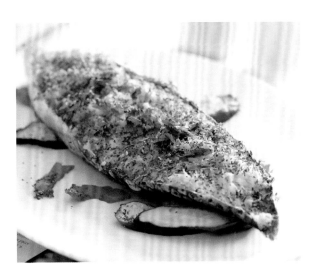

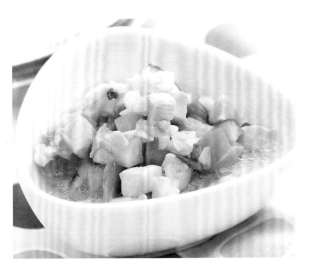

香料烤三文鱼
增强抵抗力＋补充体力

材料：

三文鱼片200克，胡萝卜片、小黄瓜片各100克，姜末10克，香菜20克

调味料：

橄榄油1小匙，黑胡椒粉、低钠盐各1/4小匙，柠檬汁1小匙

做法：

❶ 将三文鱼与所有调味料拌匀，腌20分钟。

❷ 将胡萝卜片、小黄瓜片和香菜铺在烤盘上，放上三文鱼并撒上姜末。

❸ 用烤箱以180℃烤熟即可。

滋补保健功效

　　三文鱼含有维生素 A、维生素 B_1、维生素 B_6、维生素 D、丰富的蛋白质，以及多不饱和脂肪酸，可提供孕妇足够的抵抗力和体力，让胎儿健康成长。

甜椒三文鱼丁
增强免疫力＋美白护肤

材料：

三文鱼、小黄瓜各100克，红辣椒、黄椒各10克，鸡蛋1个，姜1块，蒜3瓣

调味料：

盐、水淀粉各少许，白糖1小匙

做法：

❶ 三文鱼、红辣椒、黄椒、小黄瓜洗净切丁；蒜、姜洗净切末。

❷ 三文鱼加入盐、白糖及蛋清略腌约10分钟，再用小火煎至8分熟后起锅，备用。

❸ 将蒜末、姜末、红辣椒丁、黄椒丁、小黄瓜丁入锅，以水淀粉勾芡，最后放入三文鱼丁拌炒均匀即可。

滋补保健功效

　　三文鱼中的 DHA 能帮助胎儿脑部与眼部发育；精氨酸可增强免疫力。小黄瓜所含的维生素 C 抗氧化力强，具有美白护肤的作用。

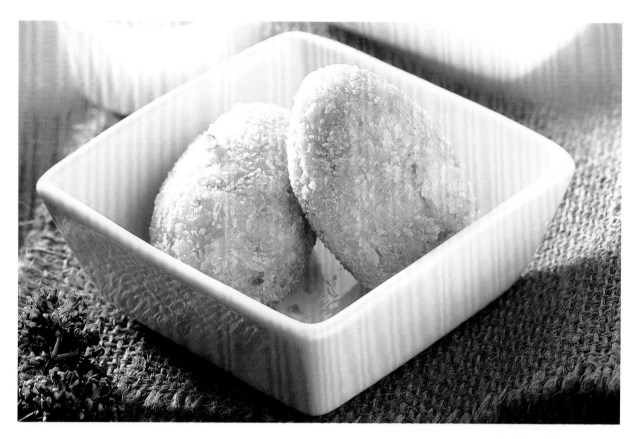

鳕鱼土豆球

缓解疲劳＋强健骨骼

材料：

鳕鱼200克，土豆150克，面粉、面包粉各少许，鸡蛋1~2个

调味料：

料酒1/2大匙，盐少许，胡椒粉1/6小匙

做法：

❶ 鳕鱼用热水略烫，去骨备用；鸡蛋打成蛋液。

❷ 土豆煮熟后去皮压成泥，加入做法❶的食材及所有调味料拌匀。

❸ 将做法❷的食材分成小块，略搓成椭圆形的球状。

❹ 蘸上面粉，续蘸上蛋液，最后再蘸面包粉，炸熟后沥干油分即可。

滋补保健功效

鳕鱼低脂肪、高蛋白、刺少，是优质的蛋白质来源，且具有保持肌肤润泽、缓解疲劳、强健骨骼等功效。

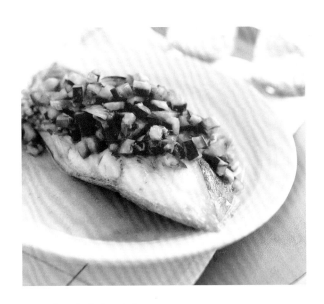

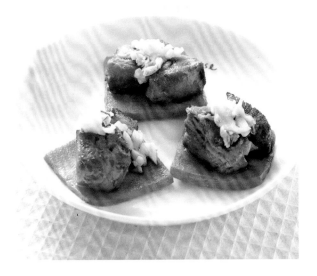

西红柿鳕鱼
促进胎儿发育＋低热量

材料：
鳕鱼片200克，洋葱丁50克，西红柿100克

调味料：
橄榄油、西红柿酱各1大匙，白糖、盐各1小匙，水淀粉适量

做法：
❶ 西红柿洗净切丁，备用。
❷ 热油锅，转小火下鱼片煎3分钟，捞出鱼片沥干油分。
❸ 将鱼肉加入西红柿丁、洋葱丁、西红柿酱、白糖、盐调味拌炒，再以水淀粉勾芡即可。

滋补保健功效
　　鳕鱼含有人体大脑和视觉神经发育所必需的脂肪酸，且热量低，能有效帮助孕妇控制体重。

蒜香烤金枪鱼
促进胎儿大脑发育＋提高免疫力

材料：
胡萝卜70克，蒜15克，带皮金枪鱼150克，海苔粉少许

调味料：
盐、胡椒粉各少许

做法：
❶ 金枪鱼洗净去骨切小块；胡萝卜洗净切片；蒜切碎，备用。
❷ 在烤箱烤盘铺上胡萝卜片，放上金枪鱼，撒上蒜末、盐和胡椒粉。
❸ 预热烤箱250℃，将做法❷的食材放入烤箱烤10分钟，取出后撒上海苔粉即可。

滋补保健功效
　　金枪鱼的DHA含量高，是胎儿大脑和视网膜的重要构成成分；其中的维生素A、维生素B_6和维生素E，对于肌肤保健，以及提高免疫力都有很好的功效。

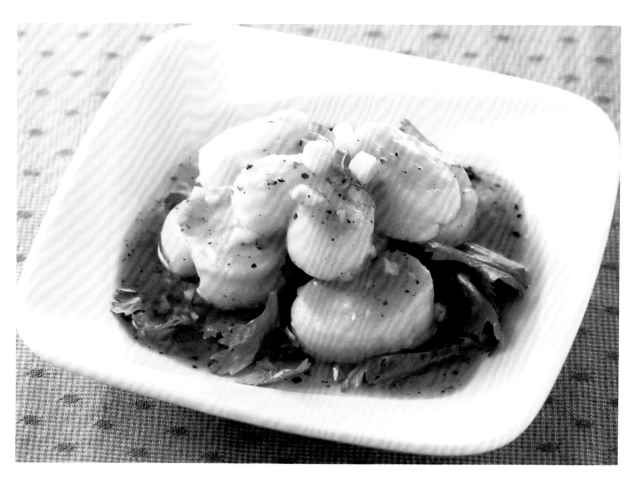

奶油蒜煎干贝
补充蛋白质＋促进钙吸收

材料：

鲜干贝6个，奶油30克，蒜蓉20克，姜末、葱花各10克，芹菜叶适量

调味料：

米酒1大匙，盐1/4小匙，黑胡椒粉、橄榄油各1小匙

做法：

❶ 以奶油将干贝两面各煎1分钟，呈现金黄色后备用。

❷ 热油锅，将蒜蓉、姜末炒香，加芹菜叶、米酒煮滚，以盐、黑胡椒粉调味，淋在干贝上，撒上葱花装饰即可。

滋补保健功效

干贝的蛋白质含量丰富，蛋白质是胎儿细胞分化和器官发育时的必需营养素；其中的磷可以帮助钙质的吸收，有助胎儿骨骼发育。

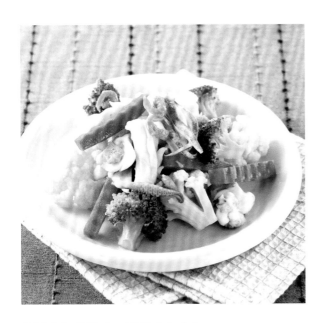

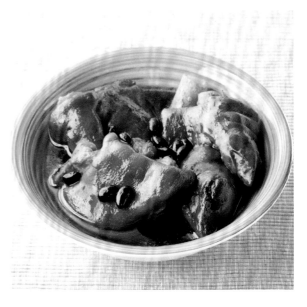

鲜炒墨鱼西蓝花

预防感冒＋保护视力

材料：
胡萝卜50克，菜花、西蓝花各100克，虾米10克，墨鱼
（中卷）1尾

调味料：
盐1/4小匙，橄榄油1大匙

做法：
❶ 西蓝花、菜花洗净切块，以滚水焯烫备用。
❷ 墨鱼洗净切块；胡萝卜洗净切条。
❸ 热油锅，爆香虾米，放入西蓝花、胡萝卜略煮后，加
　盐调味，再加入墨鱼拌炒即可。

滋补保健功效
　　西蓝花含有大量的叶黄素，是保护视力重要的抗氧
化物；其丰富的叶酸、膳食纤维、维生素C，能预防感冒，
帮助胎儿发育成长。

黑豆炖猪脚

美容养颜＋补充蛋白质

材料：
黑豆、猪脚各300克

调味料：
盐1/4小匙，米酒2小匙

做法：
❶ 黑豆洗净，加500毫升水浸泡约8个小时备用。
❷ 猪脚洗净，剁块，以滚水汆烫备用。
❸ 黑豆及浸泡的黑豆汁、猪脚放入砂锅中，炖煮至熟
　烂，起锅前再加米酒及盐调味即可。

滋补保健功效
　　黑豆富含维生素A、B族维生素、维生素C和植物
性蛋白，孕妇多吃可补充蛋白质；猪脚富含维生素B_6、
胶质、钙，具有补钙、美容养颜之效。

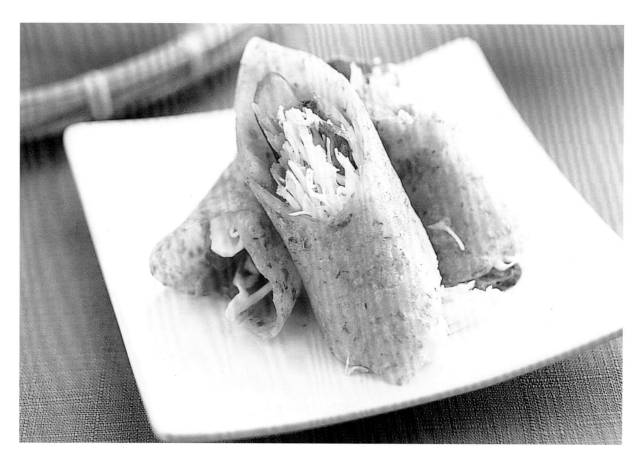

牛肉芝麻卷饼
补充营养＋增强免疫力

材料：
卤牛腱600克，青蒜6根，黄豆芽、胡萝卜丝各180克，葱油饼皮6张

调味料：
盐、香油、炒熟白芝麻各6小匙，白胡椒粉1小匙

做法：
❶ 卤牛腱切薄片；青蒜洗净、切斜段；葱油饼皮煎熟。
❷ 黄豆芽、胡萝卜丝焯烫后沥干水分，加入调味料拌匀。

❸ 取一张葱油饼皮铺平，放上做法❶的食材和做法❷的所有材料卷起，切段即可。

滋补保健功效
牛肉含有丰富的钙、铁、磷等营养成分，极易为人体吸收；其丰富的B族维生素可增强人体免疫力。

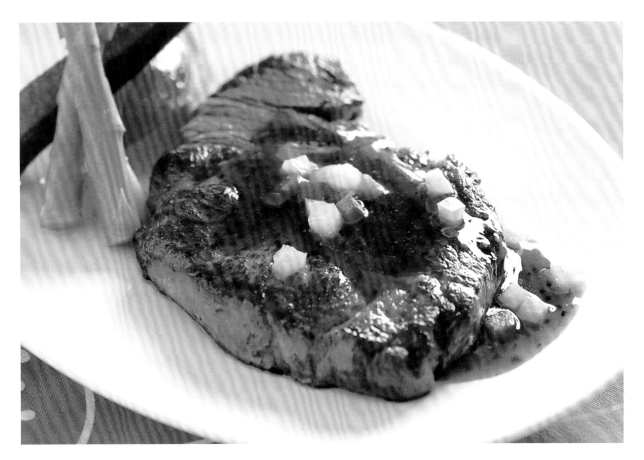

香煎蒜味牛排
养身补血＋增强体力

材料：
牛排肉2片，芦笋4根，秋葵适量，蒜20克，牛奶50毫升，甜椒丁少许

调味料：
酱油、米酒、橄榄油各2小匙，花椒碎末1小匙，盐、乌醋各1/4匙，黑胡椒粉适量

做法：
❶ 将酱油、米酒拌匀涂抹于牛排上，腌10分钟；芦笋、秋葵洗净，焯烫；蒜略拍备用。

❷ 将蒜、50毫升水、花椒末、牛奶、盐、甜椒丁、乌醋、黑胡椒粉加入锅中，以小火炖煮至蒜变软。

❸ 热油锅，牛排煎熟后淋上做法❷的调料，搭配芦笋、秋葵食用即可。

滋补保健功效

牛肉是优质蛋白质的来源，含有人体所需的多种氨基酸，可帮助孕期女性增强体力，同时也是相当好的铁质来源，能预防贫血。

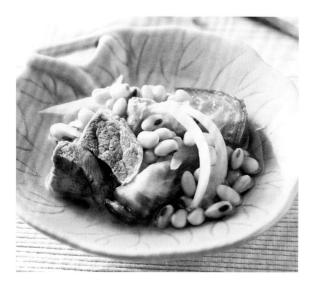

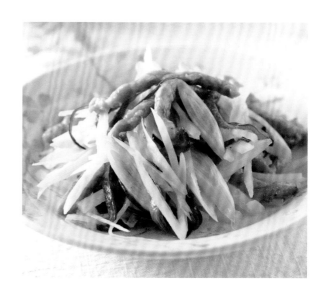

黄豆炖猪肉

补充营养＋帮助胎儿器官发育

材料：

黄豆80克，猪里脊肉200克，洋葱半个，西红柿1个，高汤200毫升

调味料：

酱油、橄榄油、米酒各1大匙，白糖1小匙

做法：

❶ 黄豆洗净，浸泡8小时；洋葱洗净切丝；猪肉、西红柿洗净切小块备用。

❷ 热油锅，炒香洋葱丝、西红柿块，续入猪肉、米酒炒香。

❸ 放入黄豆、酱油、白糖、高汤煮滚后，转小火炖熟即可。

滋补保健功效

　　黄豆的蛋白质含量是瘦肉和牛奶的2倍。丰富的蛋白质是胎儿在细胞增生和器官发育时期的重要营养来源。

萝卜丝炒猪肉

改善胀气＋抗氧化

材料：

白萝卜120克，猪瘦肉100克，新鲜黑木耳20克，蒜苗1根

调味料：

橄榄油、酱油、米酒各1小匙，盐1/2小匙

做法：

❶ 白萝卜、黑木耳、猪瘦肉洗净切丝；猪瘦肉用酱油和米酒腌约15分钟。

❷ 蒜苗切斜片，并将蒜白和蒜绿分开。

❸ 热油锅，爆香蒜白，加入白萝卜、黑木耳和蒜绿炒软，再放入猪瘦肉、盐，拌炒至猪瘦肉熟透即可。

滋补保健功效

　　白萝卜的维生素C含量丰富，可防止细胞因氧化遭受破坏，并可改善腹部胀气；搭配猪瘦肉食用，能使营养更加均衡。

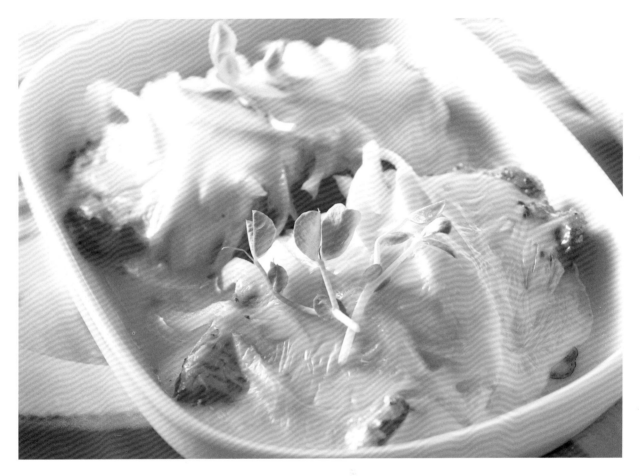

奶酪洋葱肉片

缓和情绪＋舒缓压力

材料：
猪肉片100克，奶酪20克，洋葱100克，欧芹1根，豌豆苗少许

调味料：
橄榄油2小匙

做法：
❶ 欧芹洗净切末，撒在猪肉片上。

❷ 取1小匙油倒入锅中，烧热，将切丝的洋葱炒软。

❸ 用剩余的油热锅将猪肉片煎熟后，熄火，快速摆上洋葱，再放入奶酪，最后盖上锅盖闷熟，撒上豌豆苗即可。

滋补保健功效

　　奶酪和洋葱含有钙，能稳定神经、缓和情绪。奶酪中的酪氨酸、色氨酸、B 族维生素和锌，同样具有舒压效果。

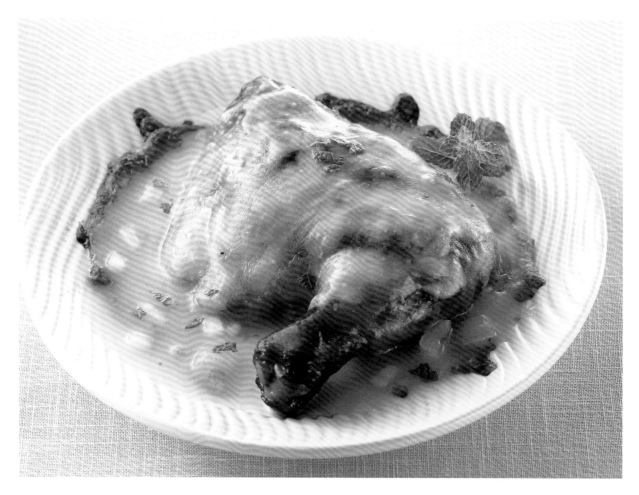

奶酪焗烤鸡腿
高钙高蛋白＋补充营养

材料：
鸡腿2只，奶酪丝30克，蘑菇浓汤罐头1罐，土豆100克，薄荷叶少许

调味料：
盐1/4小匙，胡椒粉1小匙

做法：
❶ 土豆去皮切片，放入盘中，以电锅蒸熟。

❷ 鸡腿皮朝下煎至上色后，再将双面煎熟，以调味料调味。

❸ 鸡腿铺在土豆上，倒入蘑菇浓汤罐头，再铺上奶酪丝，入烤箱以220℃烤至奶酪溶化，用薄荷叶装饰即可。

滋补保健功效

奶酪有"白肉"之称，是蛋白质、钙质的重要来源之一，同时富含多种矿物质和维生素，可提供怀孕时期的所需营养。

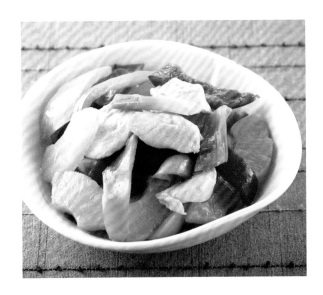

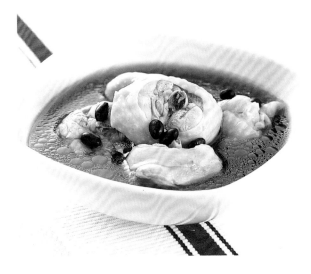

菠萝甜椒鸡
预防便秘＋消除疲劳

材料：
菠萝片、红辣椒片各50克，鸡肉片200克，葱1根

调味料：
盐1/4小匙，米酒、淀粉各1小匙，酱油2大匙，橄榄油3大匙，胡椒粉少许

做法：
1. 将鸡肉片用酱油、胡椒粉、米酒、淀粉拌匀略腌；葱切段。
2. 热油锅，将鸡肉片过油沥干。
3. 炒锅留下约1大匙的油，爆香葱段，放入鸡肉片、菠萝片、红辣椒片翻炒，再加盐调味即可。

滋补保健功效
　　菠萝含有丰富的维生素 B_1，可消除疲劳和增加食欲；其中的维生素 C 能帮助铁的吸收；而膳食纤维有助于孕妇排便顺畅。

黑豆鸡汤
补充营养＋降低血脂

材料：
鸡腿肉300克，黑豆60克，姜片适量

调味料：
盐1/2小匙

做法：
1. 黑豆洗净泡水，捞出沥干，放入锅中以小火干炒至熟。
2. 鸡腿肉洗净切块，汆烫后捞出。
3. 锅中加1200毫升水烧滚，放入所有材料，大火煮滚后转小火续煮30分钟，加盐调味即可。

滋补保健功效
　　黑豆含丰富的不饱和脂肪酸和皂苷，可有效降低血脂与胆固醇；鸡肉为高蛋白低脂食物，能改善孕期营养不足的问题。

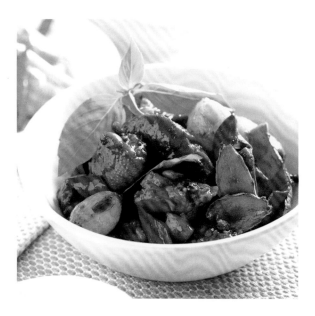

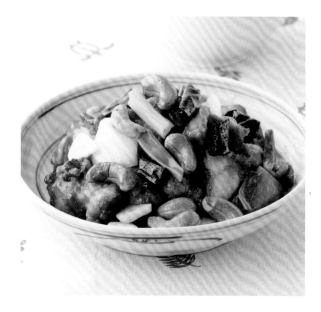

甜椒三杯鸡

增强免疫力＋促进胎儿智力发育

材料：

鸡肉块300克，红辣椒片80克，姜片适量，罗勒叶10克，蒜3瓣

调味料：

香油、酱油、米酒各120毫升，白糖1大匙

做法：

❶ 锅中加入香油烧热，大火爆香姜片、蒜，待姜片微黄时放入鸡肉块，翻炒至变色，续入红辣椒片拌炒。

❷ 加入酱油、米酒、白糖，烧至汤汁快收干时熄火，拌入罗勒叶即可。

滋补保健功效

鸡肉能增强免疫力，在改善心脑血管功能、促进胎儿智力发育上极具功效。

腰果炒鸡丁

消除疲劳＋补充体力

材料：

腰果100克，鸡丁150克，洋葱片50克，蒜蓉10克，姜片少许，干辣椒10个，葱段40克

调味料：

盐1/4小匙，香油、淀粉、橄榄油各1大匙

做法：

❶ 将鸡丁加入淀粉、香油抓匀略腌。

❷ 热油锅，放入腌过的鸡丁，炒至半熟即盛起备用。

❸ 续入蒜蓉、姜片、葱段、干辣椒爆香后，依序放入腰果、洋葱片、鸡丁，再加盐调味，炒熟即可。

滋补保健功效

腰果含有维生素 B_1，有助于补充体力、消除疲劳；鸡胸肉的脂肪含量低，非常适合孕妇食用。

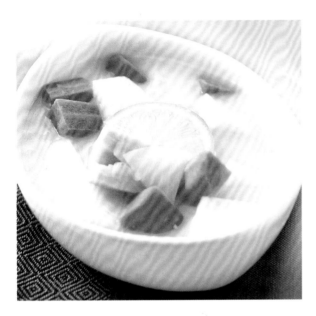

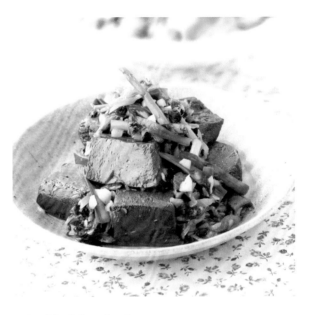

高纤蔬菜牛奶锅
高钙高钾＋稳定情绪

材料：
胡萝卜块、白萝卜块、莲藕块、洋葱片各50克，低脂牛奶240毫升，柠檬片少许

调味料：
盐1/6小匙

做法：
❶ 取一锅，放入胡萝卜块、洋葱片略炒后，加240毫升水煮滚。
❷ 续入莲藕块、白萝卜块和盐，熬煮5分钟。
❸ 加入牛奶略煮，用柠檬片装饰即可。

滋补保健功效
牛奶高钙、高钾，含有蛋白质和维生素A、维生素B$_2$、维生素D，营养丰富，有调节紧张情绪和镇静的作用，是女性孕期饮食最佳选择之一。

韭菜炒鸭血
增进食欲＋有助造血

材料：
韭菜80克，鸭血100克，蒜、酸菜各10克

调味料：
盐1/4小匙，橄榄油1大匙

做法：
❶ 韭菜洗净切段；蒜切末；鸭血切块状，备用。
❷ 鸭血放入滚水中汆烫捞出。
❸ 热油锅，爆香蒜蓉、酸菜，加入鸭血、韭菜快炒，以盐调味即可。

滋补保健功效
鸭血富含铁质和蛋白质，有助造血；韭菜富含膳食纤维，可增强肠胃蠕动，且含挥发性精油和含硫化合物，能增进孕妇食欲。

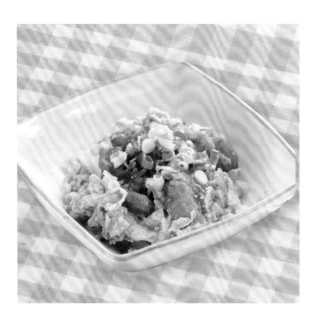

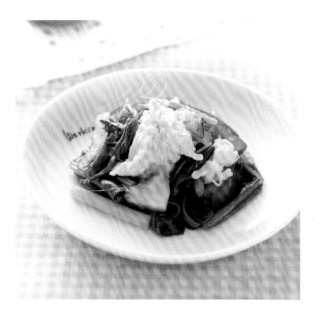

西红柿炒蛋
延缓衰老＋有益胎儿发育

材料：
西红柿350克，鸡蛋3个，蒜3瓣，葱10克

调味料：
番茄酱3大匙，白糖、橄榄油各1大匙，盐1/4小匙

做法：
❶ 西红柿、蒜洗净切片；鸡蛋打成蛋汁；葱切葱花备用。

❷ 热油锅，加入蛋液炒至半熟后捞起沥油。

❸ 炒锅留下约1小匙的油，爆香蒜片后，加入西红柿、蛋汁及番茄酱、白糖、盐、250毫升水拌炒，略微收汁后撒上葱花即可。

滋补保健功效

西红柿中的番茄红素是一种抗氧化剂，有助于延缓衰老；所含的类胡萝卜素、叶酸可增强血管功能，有益胎儿神经系统发育。

菠菜炒蛋
改善贫血＋保护眼睛

材料：
鸡蛋、西红柿各1个，菠菜200克，姜10克

调味料：
盐1/4小匙，黑香油1大匙

做法：
❶ 菠菜洗净切段；西红柿洗净切块；姜洗净切丝；鸡蛋打散备用。

❷ 锅中加黑香油爆香姜丝，将蛋汁炒开，加入菠菜、西红柿快炒，以盐调味即可。

滋补保健功效

菠菜富含膳食纤维和铁，可帮助排便、改善贫血；叶酸能预防贫血；β-胡萝卜素具有延缓细胞衰老与保护眼睛的功效。

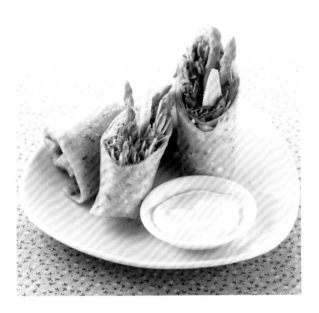

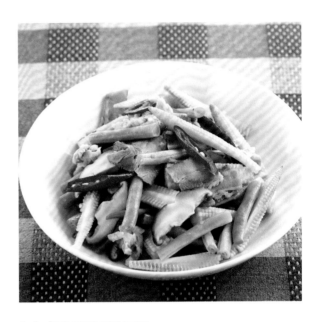

豌豆苗蔬菜卷
促进铁质吸收＋增强抵抗力

材料：
春卷皮2片，豌豆苗150克，胡萝卜100克，芦笋2根，苜蓿芽20克，玉米笋4根

调味料：
蛋黄酱少许

做法：
❶ 胡萝卜、玉米笋、芦笋均洗净切丝烫熟，备用。
❷ 将豌豆苗、苜蓿芽铺在煎软的春卷皮上，加入做法
❶备用的食材，挤入蛋黄酱后卷起，再次煎香后切段即可。

> **滋补保健功效**
> 　　这道菜含有丰富的维生素 C，可维持神经系统和脑细胞的健康，并能促进铁质的吸收，增强母体的抵抗力。

培根四季豆
增进食欲＋健脾益胃

材料：
玉米笋、香菇片各20克，蒜蓉5克，猪肉丝、培根、四季豆各50克

调味料：
米酒、白糖、胡椒粉各1小匙，盐1/4小匙，橄榄油适量

做法：
❶ 玉米笋洗净斜切片，与四季豆焯烫至熟取出。
❷ 猪肉丝加米酒、白糖、胡椒粉，略腌渍5分钟。
❸ 热油锅，爆香蒜蓉、香菇片，加入培根、猪肉丝炒熟，续入四季豆、玉米笋拌炒，以盐调味即可。

> **滋补保健功效**
> 　　四季豆热量低，含有丰富的蛋白质、B 族维生素、膳食纤维，常食可健脾益胃，增进孕妇食欲。

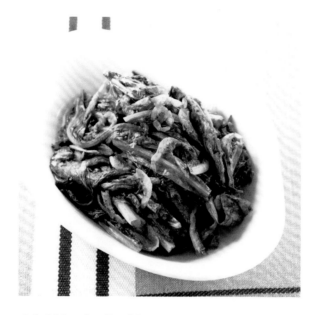

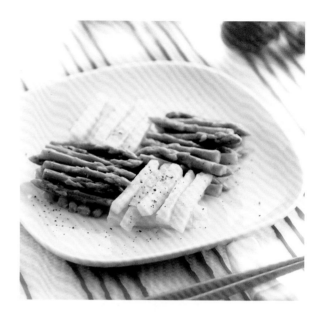

炒嫩油麦菜
有助胎儿发育＋消除水肿

材料：
嫩油麦菜200克，干樱花虾50克

调味料：
盐1/4小匙，橄榄油1大匙

做法：
❶ 嫩油麦菜、干樱花虾洗净备用。
❷ 热油锅，爆香樱花虾后，放入嫩油麦菜，以盐调味，快炒即可。

滋补保健功效
　　油麦菜含有维生素 B_1、维生素 B_2、维生素 C、胡萝卜素、烟碱酸、铁、钙、磷等营养素，具有通乳汁、助胎儿发育、消水肿等功效，适合孕妇食用。

清炒山药芦笋
健全胎儿神经系统＋补充叶酸

材料：
山药150克，芦笋200克，姜末10克，高汤200毫升

调味料：
香油、水淀粉各1小匙，盐1/4小匙，橄榄油1大匙

做法：
❶ 将山药去皮，洗净切长条状；芦笋洗净斜切，焯烫沥干水分。
❷ 热油锅，爆香姜末，放入山药、芦笋拌炒，续入盐、高汤调味煮熟，起锅前以水淀粉勾芡，淋上香油，出锅后摆盘即可。

滋补保健功效
　　山药属于高糖、高蛋白质、低脂的健康食材；芦笋的叶酸含量在蔬菜中名列前茅，孕妇多摄取，有助胎儿神经系统健康发育。

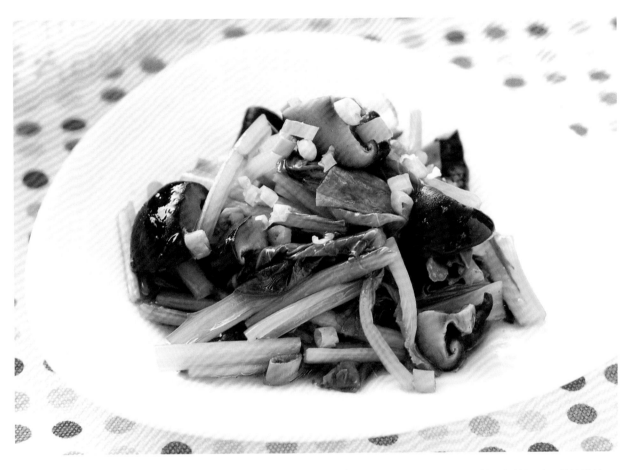

鲜菇炒油菜

补充蛋白质＋促进胎儿骨骼发育

材料：
香菇4朵，油菜150克，葱花适量

调味料：
盐1小匙，橄榄油1大匙

做法：

❶ 香菇洗净，泡软切块状，香菇水留下备用；油菜洗净
切段。

❷ 热油锅，放入油菜拌炒至软，加盐调味，继续拌炒。

❸ 加入香菇水与香菇块一起烧煮，煮滚后撒上葱花
即可。

滋补保健功效

　　此道菜肴有丰富的蛋白质，有助胎儿大脑发育。油
菜富含钙、铁，并含有大量的维生素和膳食纤维，能有
效促进胎儿骨骼发育。

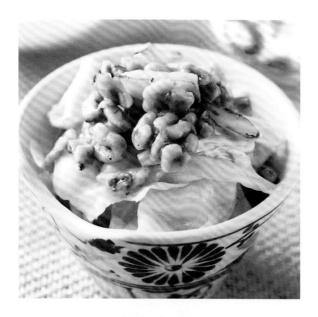

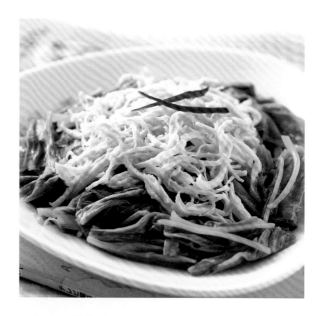

核桃香炒圆白菜

补充营养＋改善便秘

材料：
圆白菜200克，核桃仁50克，蒜1瓣

调味料：
盐1/2小匙，橄榄油2小匙

做法：
❶ 圆白菜洗净切大片。
❷ 蒜切成小片；核桃仁切成细碎状。
❸ 热油锅，加入蒜爆香后，续入圆白菜一起拌炒。
❹ 将核桃仁加入拌炒，加盐调味，略炒即可。

滋补保健功效

　　圆白菜营养丰富，含有微量元素硫、氯、碘及抗溃疡因子，且富含膳食纤维，可改善便秘，亦可增加饱腹感，避免饮食过量。

鸡丝苋菜

帮助胎儿骨骼发育＋补钙健齿

材料：
苋菜段300克，鸡丝100克，红辣椒丝少许

调味料：
盐1/2小匙，白胡椒粉1/6小匙

做法：
❶ 苋菜洗净切段，备用。
❷ 汆烫苋菜和鸡丝，沥干水分。
❸ 将苋菜和鸡丝分别与调味料混匀。
❹ 将苋菜铺底，摆上鸡丝、红辣椒丝即可食用。

滋补保健功效

　　苋菜的钙含量很高，每100克约含有150毫克的钙质。高钙的苋菜相当适合孕妇怀孕期间摄取，有助于胎儿骨骼发育。

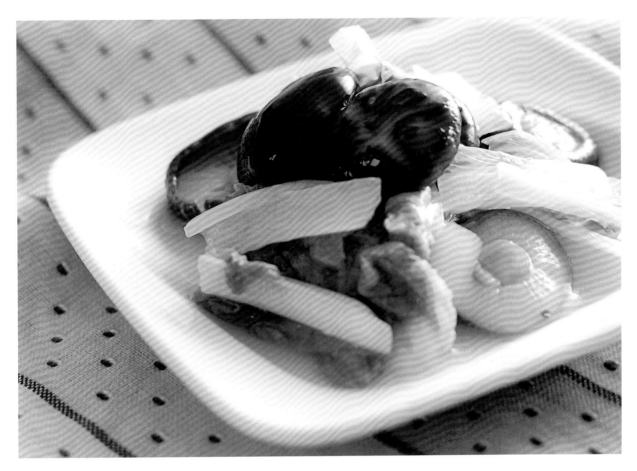

香菇烩白菜

促进新陈代谢＋排除毒素

材料：
小白菜100克，香菇6朵

调味料：
盐、酱油各适量，橄榄油1大匙

做法：

❶ 香菇用温开水泡过，去蒂，切十字刀；小白菜洗净切段。

❷ 热油锅，放入小白菜略炒，再加入香菇一起翻炒。

❸ 锅中加入适量水，以盐和酱油调味，最后盖上锅盖，待小白菜煮软即可食用。

滋补保健功效

香菇富含膳食纤维，具有很好的排毒作用，能改善便秘症状；小白菜富含钙、磷、铁等矿物质，可促进新陈代谢。

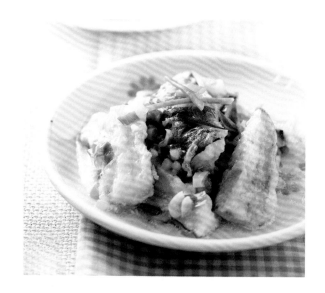

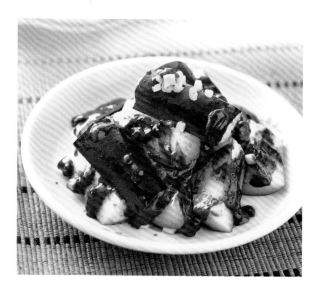

糖醋香茄

减轻疲劳＋强化胎儿神经系统

材料：

茄子300克，鸡蛋100克，面粉50克，胡萝卜丝5克，葱花、姜末、蒜蓉各3克

调味料：

盐1/4小匙，白糖、白醋各2大匙，香油1小匙，水淀粉少许

做法：

❶ 茄子洗净切成长条，加盐略腌渍，再蘸裹面粉。

❷ 鸡蛋打成蛋汁，和入面粉，拌成全蛋糊。将做法❶蘸裹全蛋糊，逐条放入油锅中炸，装盘备用。

❸ 用葱花、姜末、蒜蓉炝锅；放入胡萝卜丝、水、盐、白糖、白醋；加水淀粉勾芡，加入香油，成为糖醋酱汁，浇淋在做法❷的食材上即可。

滋补保健功效

　　茄子中的维生素 B₁、烟碱酸具有促进胎儿脑部和神经系统发育的作用，适量摄取茄子，可减轻脑力疲劳。

京酱茄子

润肠通便＋强化细胞活性

材料：

茄子300克，葱花、姜末各5克

调味料：

甜面酱25克，橄榄油2大匙，酱油2小匙，白糖、水淀粉各1小匙，盐1/4小匙

做法：

❶ 茄子洗净切段，放入锅中油炸至熟，捞出。

❷ 热油锅，加葱花和姜末、甜面酱，倒入适量清水混合拌匀。

❸ 放入茄子与除水淀粉外的其他调味料一起烧煮。

❹ 煮熟后，加水淀粉勾薄芡即可。

滋补保健功效

　　茄子表皮的维生素 P 能增强人体细胞间的附着力，强化体内抗氧化物质的活性；其膳食纤维有助肠道蠕动，预防孕期便秘。

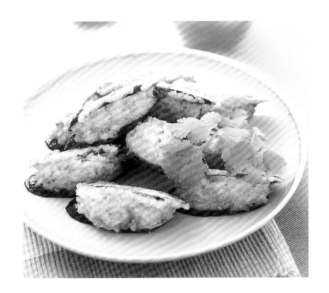

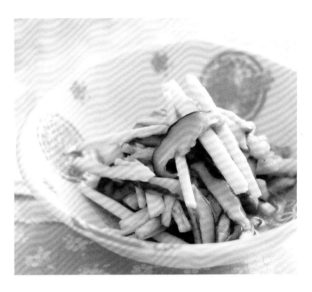

酥炸茄子

控制血压＋预防便秘

材料：
茄子250克，面粉30克，芹菜叶少许

调味料：
酱油1大匙，橄榄油6大匙，白糖1小匙，盐1/4小匙，胡椒粉适量

做法：
❶ 茄子洗净去蒂，切斜薄片，加酱油、白糖略腌15分钟。
❷ 将面粉放入盐、15毫升水调成面糊，备用。
❸ 热油锅，将腌渍过的茄子蘸裹面糊，放入锅中油炸至金黄色，捞出沥油，食用时撒些胡椒粉、芹菜叶即可。

滋补保健功效

　　茄子富含维生素 E、维生素 P，有助孕妇控制血压；所含的 B 族维生素和膳食纤维可促进肠胃蠕动，预防孕期便秘；且茄子热量低，具有饱腹感。

香菇茭白

低热量＋促进肠胃蠕动

材料：
鲜香菇丝30克，蒜蓉20克，茭白丝200克

调味料：
盐、香油各1/4小匙，白糖1/5小匙，低盐酱油少许

做法：
❶ 分别将鲜香菇丝、茭白丝焯烫，沥干水分备用。
❷ 热油锅，加入做法❶中的材料、蒜蓉和调味料，拌炒均匀即可。

滋补保健功效

　　茭白含有蛋白质、维生素 A、维生素 C 及膳食纤维，可预防感冒、促进肠胃蠕动，且热量低，易有饱腹感。

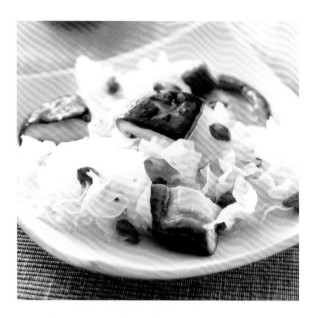

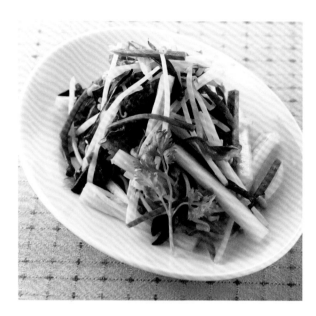

枸杞子炒鲜菇

增强免疫力＋强化胎儿骨骼

材料：

香菇200克，泡发银耳200克，枸杞子20克

调味料：

盐、米酒各1/2小匙，香油、橄榄油各1小匙

做法：

❶ 香菇洗净焯烫，捞出切块备用。

❷ 热油锅，加入香菇翻炒，续入银耳、枸杞子炒熟。

❸ 加入调味料拌匀即可。

滋补保健功效

香菇属于高钾低钠食材，能改善血液循环、降低血压。适量食用可增强人体免疫力，有助于胎儿骨骼和牙齿的生长发育。

清炒黑木耳豆芽

消除疲劳＋润肠通便

材料：

黑木耳、绿豆芽各150克，芹菜75克，胡萝卜50克

调味料：

盐1/4小匙，橄榄油1大匙

做法：

❶ 黑木耳、胡萝卜洗净切丝；绿豆芽去根洗净；芹菜洗净切长段备用。

❷ 热油锅，放入黑木耳丝、胡萝卜丝、芹菜段、10毫升水拌炒，以盐调味，再放入绿豆芽略炒即可食用。

滋补保健功效

黑木耳所含膳食纤维可使排便顺畅。绿豆芽富含维生素A、B族维生素、维生素E、蛋白质、钙、铁、钠等营养素，能预防疾病，消除疲劳。

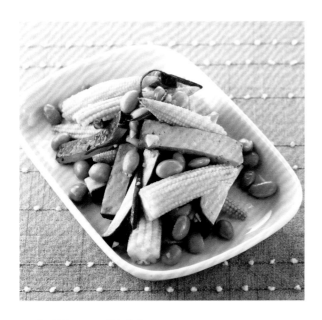

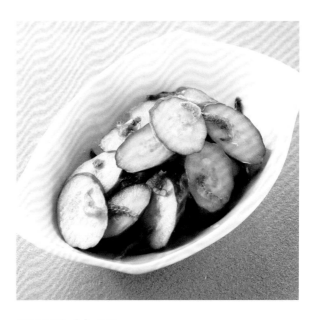

毛豆玉米笋

补充营养＋帮助胎儿发育

材料:
毛豆80克,玉米笋50克,豆干1块,蒜蓉10克,红辣椒5克

调味料:
盐1/4小匙,橄榄油2大匙

做法:
❶ 毛豆、玉米笋洗净焯烫备用。
❷ 玉米笋、红辣椒、豆干切条状。
❸ 热油锅,爆香蒜蓉、辣椒,加入豆干略炒,续入毛豆、玉米笋拌炒至熟,再以适量盐调味即可。

滋补保健功效

毛豆所含铁质易于人体吸收;毛豆所含卵磷脂有助胎儿大脑发育。玉米笋富含维生素、蛋白质、矿物质,是营养价值较高的食材。

开洋黄瓜

增进食欲＋润肌美肤

材料:
小黄瓜150克,虾米20克

调味料:
盐1/4小匙,橄榄油1大匙

做法:
❶ 小黄瓜洗净切片。
❷ 热油锅,爆香虾米,加入小黄瓜拌炒,加盐调味即可。

滋补保健功效

小黄瓜能刺激食欲,同时提高孕妇的免疫力;所含的多糖体具有润泽皮肤的作用。

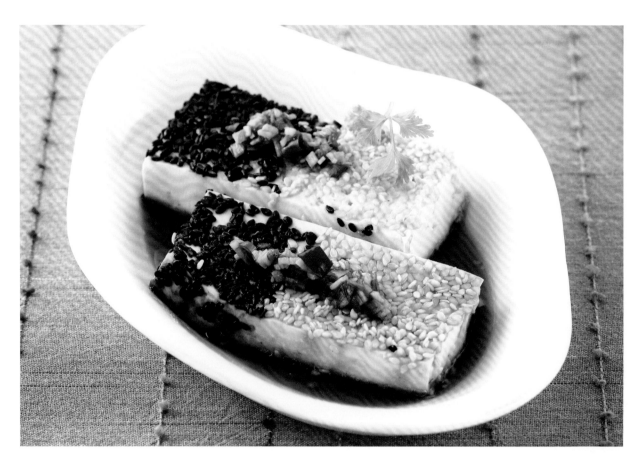

芝麻煎豆腐

乌发＋润肠通便

材料：
黑芝麻、白芝麻各20克，老豆腐半块，葱末10克，芹菜叶少许

酱料：
蒜蓉、白芝麻、红辣椒末各5克，姜末10克，白醋、酱油各2大匙，蜂蜜1小匙

调味料：
橄榄油1大匙

做法：
❶ 豆腐切块，用纸巾吸干水分，两面蘸上黑芝麻、白芝麻。
❷ 将酱料混合拌匀备用。
❸ 热油锅，将豆腐煎至金黄色，淋上酱料，撒上葱末、芹菜叶即可。

滋补保健功效

芝麻的脂肪量虽高，但主要是亚麻油酸，是一种人体不可缺少的不饱和脂肪酸，有助头发乌黑亮丽，可以润肠通便，适合孕妇食用。

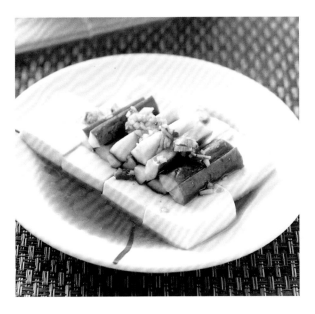

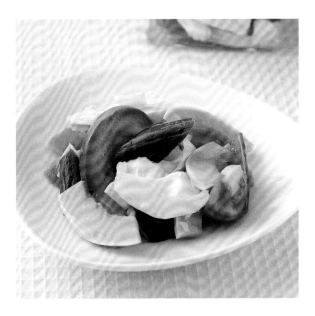

凉拌黄瓜嫩豆腐

降血脂＋补充钙质

材料：
小黄瓜100克，豆腐2块，姜末适量

调味料：
酱油2小匙，香油、盐各1小匙

做法：

❶ 小黄瓜洗净去蒂切长条，加盐腌渍片刻。

❷ 锅中加水烧滚，将豆腐放入水中焯烫取出。

❸ 豆腐切片，与腌过的小黄瓜一起摆放盘中。

❹ 将剩余调味料与姜末调成酱汁，淋在做法❸的食材上即可食用。

滋补保健功效

小黄瓜能降低胆固醇、血脂；豆腐中的皂苷成分也具有抑制人体对胆固醇吸收的作用。此料理还具有补充钙质的功效。

醋渍什锦蔬菜

抗氧化＋防癌抗癌

材料：
南瓜、圆白菜各100克，大白菜80克，小黄瓜30克，胡萝卜60克

调味料：
白醋4大匙，盐2大匙

做法：

❶ 所有材料洗净，切成小块。

❷ 材料加盐拌匀，密封静置约8小时。

❸ 腌渍好后，加入白醋凉拌即可。

滋补保健功效

多样的蔬菜可提供不同的矿物质和维生素，具有良好的保健功效。南瓜及胡萝卜中的抗氧化物质均可预防癌症。

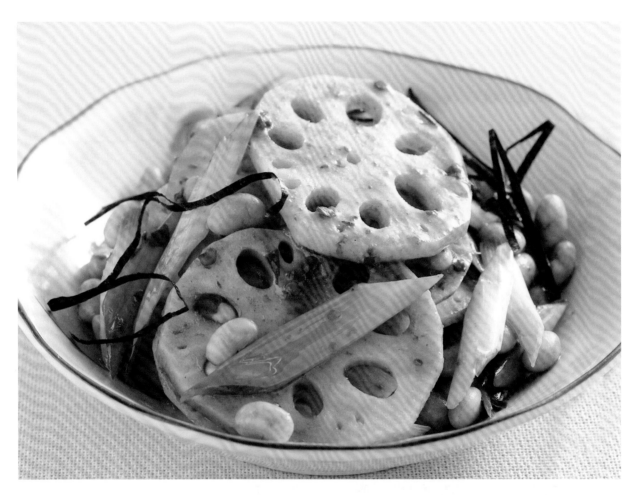

豆瓣莲藕

改善贫血＋促进代谢

材料：
毛豆100克，莲藕200克，葱1根，海苔丝适量

调味料：
橄榄油、豆瓣酱各1大匙，盐、白糖各1/4小匙

做法：

❶ 莲藕洗净切薄片；葱洗净切斜段；毛豆洗净。

❷ 热油锅，放入莲藕炒透后，加入葱段、毛豆续炒。

❸ 加豆瓣酱、盐、白糖炒拌均匀，待毛豆炒熟后，即可起锅，撒上海苔丝即可。

滋补保健功效

莲藕含丰富的铁质，能补血，有助改善贫血；其中大量的膳食纤维可刺激肠道蠕动，预防便秘，并有促进新陈代谢的作用。

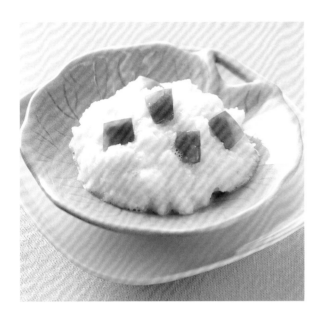

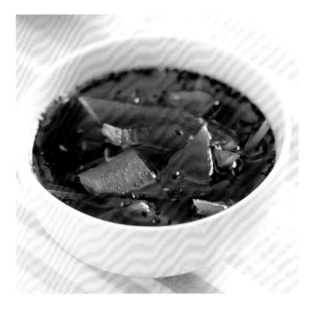

红茄山药泥

提升记忆力＋增强免疫力

材料：
熟山药150克，西红柿1个

调味料：
白醋2小匙，盐1/4小匙

做法：
❶ 西红柿洗净，去籽去蒂切小粒；熟山药去皮，捣成泥。
❷ 将白醋和盐搅拌均匀，再与山药泥拌匀。
❸ 把西红柿粒放在山药泥上，即可食用。

滋补保健功效

　　山药可提高大脑的记忆功能，其中的多糖体与黏液蛋白能提升人体的免疫功能，并具有调节消化系统的作用。

黑芝麻海带汤

清除毒素＋维护肠道健康

材料：
黑芝麻50克，海带150克

调味料：
盐适量

做法：
❶ 黑芝麻放入炒锅，以小火炒过。
❷ 将海带放入水中泡软，取出切成大片。
❸ 黑芝麻放入锅中，加海带片和适量水一起煮成汤，最后加盐调味即可。

滋补保健功效

　　黑芝麻有滋润肠道的作用；海带中的胶质可吸附肠道中的毒素，也能清除肠道废物。多喝此汤品有助于怀孕期间肠道的健康。

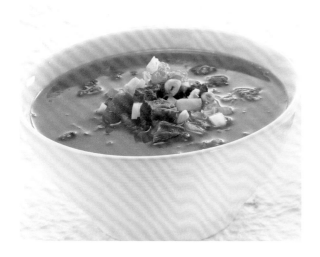

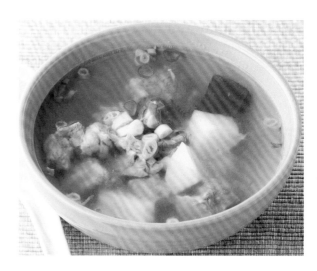

牛肉罗宋汤

补铁强身＋提升免疫力

材料：
牛腩450克，西红柿2个，土豆、洋葱各60克，葱花10克

调味料：
盐1小匙，胡椒粉1/4小匙

做法：
❶ 牛腩洗净；西红柿洗净去蒂；土豆、洋葱洗净去皮；以上材料全部切小块。
❷ 锅中加水煮滚，放入牛腩汆烫，捞起沥干。
❸ 另取一锅放入全部材料，加入胡椒粉及水，以大火煮开，转小火续煮15分钟，起锅前加盐调味，撒上葱花即可。

滋补保健功效
　　牛肉中铁质的含量相当丰富，并且是易被人体吸收利用的血红铁，可以预防怀孕期间缺铁性贫血的发生，还可以有效增强免疫功能。

西红柿土豆牛肉汤

预防感冒＋改善肠道功能

材料：
牛肋条300克，西红柿2个，土豆块200克，老姜50克，葱花少许

调味料：
盐1大匙，胡椒粉、香油各适量

做法：
❶ 牛肋条洗净剁小块，汆烫捞出备用；西红柿洗净切块；老姜去皮切片。
❷ 将牛肋块、姜片、1000毫升水加入锅中，大火煮滚后转小火，炖约2小时。
❸ 土豆块、西红柿块加入锅中续煮，放入所有调味料、葱花搅拌均匀即可。

滋补保健功效
　　西红柿富含维生素 A、B 族维生素、维生素 C、多种抗氧化物质，能消炎及对抗病毒，降低感冒发生率。土豆可健脾益胃，改善肠道功能。

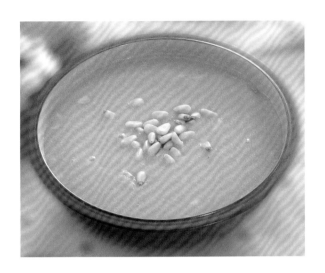

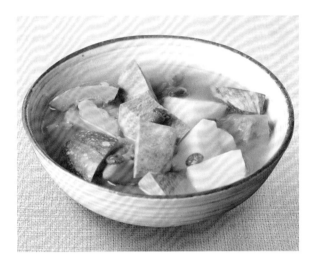

南瓜蔬菜浓汤

保健视力＋健体降糖

材料：

洋葱、胡萝卜各20克，西芹50克，土豆30克，南瓜200克，牛奶100毫升，松子仁少许

调味料：

盐1/4小匙，橄榄油1大匙

做法：

❶ 洋葱洗净切丝；胡萝卜、西芹洗净切片；南瓜、土豆去皮切块备用。

❷ 热油锅，将洋葱丝炒软，加入胡萝卜、土豆、西芹、南瓜拌炒；加水熬煮至软烂，待放凉后，放入果汁机中打匀。

❸ 再倒回锅中加热，加盐调味，加入牛奶搅拌均匀，撒上松子仁装饰即可。

滋补保健功效

　　南瓜含有多种维生素，可保护视力和维持皮肤健康，适量摄取，有助抑制血糖上升，预防妊娠糖尿病。

山药南瓜汤

增强体力＋促进排毒

材料：

山药、紫山药各80克，南瓜150克，枸杞子20克

调味料：

盐1/2小匙

做法：

❶ 全部材料洗净。南瓜去籽切块；山药去皮切小块。

❷ 热锅加水，放入南瓜块，煮约8分钟后，加入山药、紫山药、盐、枸杞子，煮至南瓜、山药熟，捞掉浮渣即可。

滋补保健功效

　　食用南瓜可增加体力，易有饱腹感，且能帮助排出体内多余的废物，达到排毒养颜的效果。

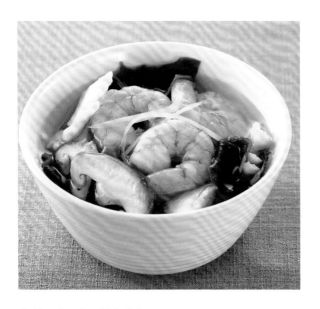

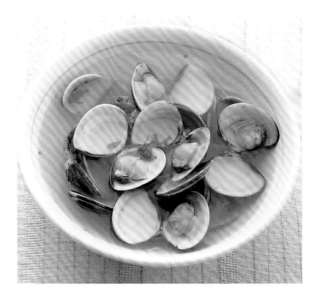

鲜味海带芽汤

促进胎儿脑部发育＋促进肠道排毒

材料：

干海带芽20克，虾仁6只，墨鱼片100克，香菇4朵，姜丝10克

调味料：

盐1/4小匙，胡椒粉、香油各1小匙

做法：

❶ 香菇洗净切片。

❷ 将600毫升水煮滚，放入姜丝、虾仁、墨鱼片、香菇片、干海带芽煮滚。

❸ 以盐、胡椒粉调味，起锅前淋上香油即可。

滋补保健功效

　　海带芽含碘丰富，能促进胎儿大脑的发育，且有预防血管硬化的作用；其中的胶质则可以发挥肠道排毒的功效。

蛤蜊清汤

高蛋白＋安定神经

材料：

蛤蜊600克，姜5片，葱绿少许

调味料：

盐1/4小匙

做法：

❶ 蛤蜊洗净，放入清水中，撒盐2大匙，让蛤蜊吐出泥沙。

❷ 汤锅加1000毫升水煮沸，放入蛤蜊、姜片、葱绿，加盐调味，待蛤蜊开口即可熄火。

滋补保健功效

　　蛤蜊是一种低热量、高蛋白的食材。食用可清热、利水、消肿，促进新陈代谢，对孕妇具有安定神经、平稳情绪的功效。

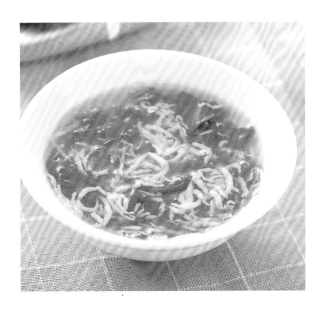

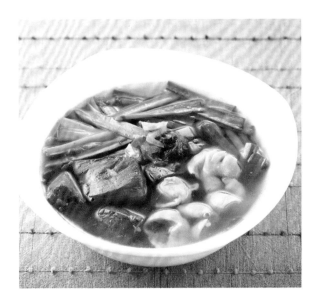

苋菜银鱼汤

消除疲劳＋补充钙质

材料：
干贝20克，银鱼、生菜丝各20克，苋菜30克，姜末5克，葱花10克

调味料：
盐1/4小匙，白胡椒粉少许

做法：
❶ 苋菜洗净切小段，焯烫备用。
❷ 汤锅加500毫升水煮滚后，放入干贝煮30分钟。
❸ 续入苋菜、姜末、银鱼煮滚，撒上葱花、生菜丝略煮，再以盐及白胡椒粉调味即可。

滋补保健功效

苋菜的维生素 B_2 可促进其他营养素的吸收，并能消除疲劳、增强体力。这道汤品钙质丰富，适合孕妇食用。

猪血大肠汤

预防贫血＋补血养肝

材料：
猪血50克，猪大肠100克，酸菜丝160克，红葱头1/2颗，韭菜60克，高汤300毫升

调味料：
盐1/4小匙，胡椒粉少许，橄榄油2大匙

做法：
❶ 猪血切小块；猪大肠、韭菜洗净切小段；红葱头洗净切末备用。
❷ 猪血汆烫后捞出，再放入猪大肠，煮滚后改中火煮3分钟，捞出备用。
❸ 红葱头入油锅炒香，加猪大肠、酸菜丝、猪血块翻炒，加入高汤煮滚，放入韭菜段，加盐、胡椒粉调味。

滋补保健功效

此汤品可养肝补血。猪血含有大量的铁质，有助造血。

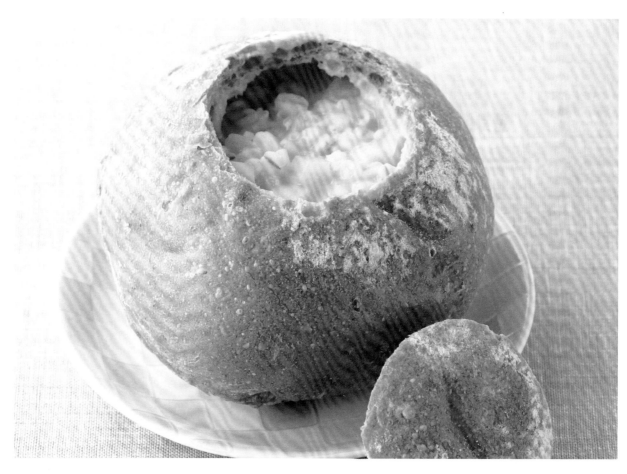

燕麦浓汤面包盅

降胆固醇＋增强体力

材料：

燕麦、洋葱各50克，西芹半杯，杂粮面包1个，鸡肉高汤500毫升，奶油10克

调味料：

盐1/4小匙

做法：

❶ 西芹洗净去粗纤维，切丁；洋葱去皮切丁，备用。面包切开口，挖成碗状。

❷ 热锅，放入奶油融化后，再加洋葱丁、西芹丁炒香。

❸ 在做法❷的锅中加入燕麦、鸡肉高汤，以小火熬煮约15分钟后放置冷却，再以果汁机打匀成浓汤，加盐调味，盛入面包碗内即可。

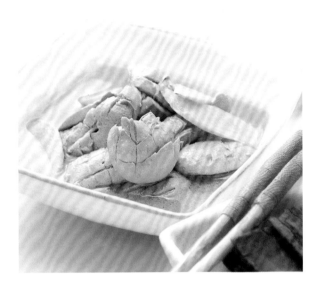

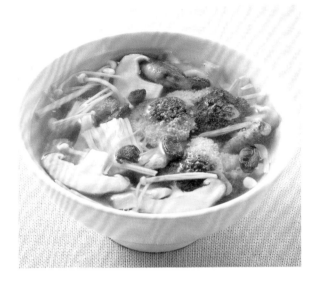

杜仲炒腰花

强壮筋骨＋补充营养

材料：
杜仲、枸杞子各15克，猪腰200克，老姜5片，高汤500毫升

调味料：
米酒1大匙，香油2大匙，盐1/4小匙

做法：
❶ 将杜仲用500毫升水熬煮成400毫升浓汁。
❷ 猪腰横剖去筋膜切花片，放入滚水中汆烫。
❸ 热锅用香油将老姜爆香，加入高汤、枸杞子、杜仲浓汁、米酒、盐，煮滚后放入猪腰花片，稍滚即可。

滋补保健功效
　　杜仲有补益腰肾、保护肝脏、强壮筋骨的功效；猪腰含有丰富的蛋白质，可以为胎儿提供营养，以及恢复孕妇体力。

西蓝花鲜菇汤

提升免疫力＋活化细胞

材料：
鲜香菇4朵，金针菇30克，西蓝花200克，枸杞子5克

调味料：
酱油、香油各2小匙，陈醋1小匙，胡椒粉适量

做法：
❶ 西蓝花洗净切小朵；香菇洗净，去蒂切片；金针菇去尾部后洗净，切段。
❷ 热锅加800毫升水，待水滚后放入做法❶中的食材。
❸ 待煮熟后，加入调味料调味，撒上枸杞子略煮即可。

滋补保健功效
　　多摄取含有丰富维生素 A、维生素 C 的西蓝花，能增加免疫力，对抗病毒，避免身体受寒，且能活化细胞、抗氧化、保护肌肤。

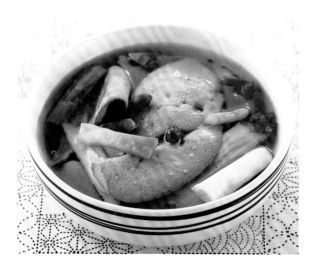

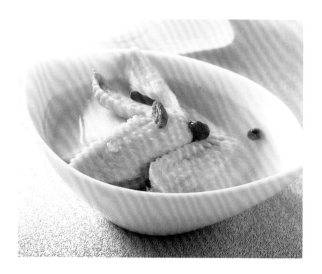

黄芪猪肝汤

促进血液循环＋抗菌护肝

材料：

麦门冬、枸杞子各15克，黄芪10克，葱段适量，姜3片，猪肝200克，猪大骨100克，姜丝15克

调味料：

盐1/4小匙，胡椒粉、香油、橄榄油各1大匙

做法：

❶ 将黄芪、麦门冬、猪大骨、葱段、姜片放入锅中，加600毫升水用大火煮滚后，再用小火续煮40分钟，取高汤备用。

❷ 猪肝洗净切成薄片，备用。

❸ 热油锅，爆香姜片，放入做法❶的高汤，大火煮滚后再加入猪肝、枸杞子和剩余调味料，煮熟即可。

滋补保健功效

　　黄芪补中益气，能促进全身血液循环，供给孕妇所需的营养物质，同时具有降低血压、利尿、抗菌和保护肝脏的功效。

黄芪枸杞子鸡汤

强化免疫力＋增强体力

材料：

鸡翅120克，老姜2片，黄芪12克，枸杞子9克

调味料：

盐适量

做法：

❶ 鸡翅洗净，入滚水汆烫备用。

❷ 全部材料洗净，与鸡翅、水一起放入陶锅中炖煮。

❸ 待鸡翅熟烂，加盐调味即可。

滋补保健功效

　　鸡肉是蛋白质丰富且少油脂的肉品，为孕期妇女增进体力的良好来源；黄芪可以提升免疫功能，增强孕妇抵抗力。

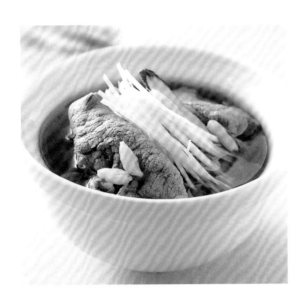

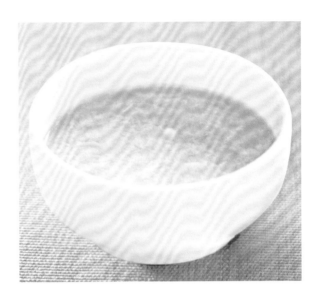

阿胶牛肉汤

消除疲劳＋保胎安胎

材料：
牛肉100克，阿胶15克，麦门冬、生地黄各12克，甘草6克，姜丝适量

调味料：
米酒、盐各适量

做法：
❶ 将麦门冬、生地黄、甘草洗净沥干；牛肉洗净切片。
❷ 将牛肉片、药材、姜丝放入陶锅，加水炖煮约30分钟，再放入阿胶拌煮。
❸ 阿胶溶化后，加入米酒、盐调味即可。

阿胶蛋羹

促进胎儿发育＋补充营养

材料：
阿胶15克，鸡蛋1个

做法：
❶ 将阿胶打碎放入锅中，加水稍煮，搅匀使其溶化。
❷ 熄火起锅，倒入打匀的蛋汁即可。

滋补保健功效

阿胶具有滋阴润燥的功效，可减少疲劳感，并且能够补血益气，对孕期妇女有保胎安胎的作用。

滋补保健功效

鸡蛋是孕期妇女不可缺少的营养食材，内含的卵磷脂、胆碱对胎儿神经系统和身体发育极为有利，并可促进细胞分化。

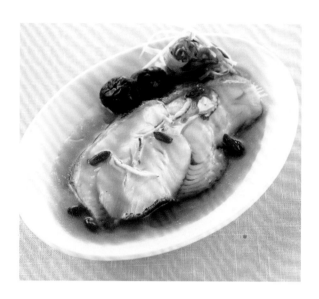

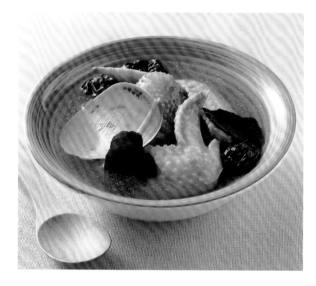

清蒸红枣鳕鱼
增强体力＋补气养血

材料：
鳕鱼片150克，红枣3颗，枸杞子、姜丝各10克，白芷5克，葱丝20克

调味料：
酱油、白糖各1大匙

做法：
❶ 红枣、枸杞子、白芷洗净；枸杞子泡冷水；白芷泡热水约15分钟后，取出切细丝；红枣去核备用。
❷ 白芷丝铺盘底，放上鳕鱼片、姜丝、红枣、枸杞子，蒸6~7分钟，摆上葱丝，再淋上调味料即可。

滋补保健功效
　　红枣能补气养血，含有蛋白质、脂肪、糖类、维生素A、维生素C、钙、多种氨基酸，有增强孕妇体力的作用。

首乌红枣鸡
促进肠道蠕动＋补肾安胎

材料：
鸡半只，桑寄生3克，何首乌9克，红枣5颗

调味料：
盐适量

做法：
❶ 将桑寄生、何首乌洗净；红枣洗净；鸡肉洗净切块，氽烫去除血水。
❷ 将鸡肉、药材、红枣与水放入陶锅炖煮。
❸ 待鸡肉熟透，加盐调味即可。

滋补保健功效
　　何首乌含有大黄酸，可促进肠道蠕动，能促进营养吸收，并可预防便秘。桑寄生能补肾安胎，对孕妇的腰痛有舒缓作用。

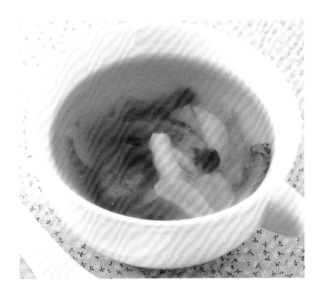

冰糖参味燕窝

增强免疫力＋益气养身

材料：

燕窝20克，干百合18克，红枣5颗，东洋参、麦门冬、玉竹、枸杞子各3克

调味料：

冰糖适量

做法：

❶ 干百合以冷水泡发；红枣去核。

❷ 燕窝以滚水浸至透明，发透后再以温水过水2～3次。

❸ 将东洋参、麦门冬、玉竹、枸杞子加水250毫升煮滚，转小火煮至水剩一半，过滤取汁备用。

❹ 将燕窝放入做法❸的汤汁，再加百合、红枣一起蒸熟即可。

滋补保健功效

　　燕窝含有丰富的蛋白质，能提高孕妇免疫力。孕妇在妊娠期间进食此品，有滋阴润燥、益气养血之效。

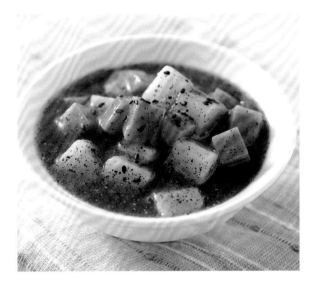

黑芝麻山药蜜

改善贫血＋强化肝功能

材料：

山药150克，胡萝卜50克，黑芝麻粉2大匙

调味料：

蜂蜜2小匙，玉米粉1小匙

做法：

❶ 玉米粉和水混合调匀，制成玉米粉水备用。

❷ 山药去皮切丁，胡萝卜洗净切丁，备用。

❸ 汤锅加入适量的水煮滚，放入山药丁和胡萝卜丁煮25分钟。

❹ 加入黑芝麻粉和蜂蜜拌匀，再用玉米粉水勾芡。

滋补保健功效

　　黑芝麻中的芝麻素有极佳的抗氧化作用，能降低血中胆固醇，强化肝功能；丰富的铁质可维持胎儿的正常发育，也能避免母体贫血。

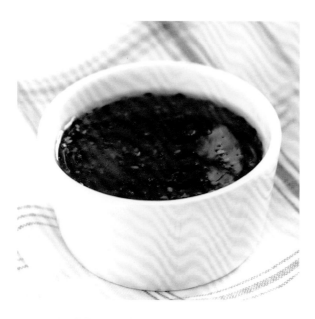

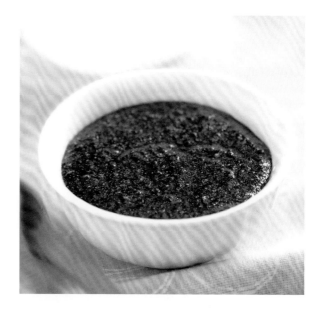

玉米芝麻糊
改善便秘＋健肠排毒

材料：
黑芝麻粉90克，玉米粉40克

调味料：
白糖1小匙

做法：
❶ 将黑芝麻粉倒入锅中，加入水搅拌后，以小火煮滚。
❷ 将玉米粉倒入黑芝麻糊中，并加入白糖搅拌均匀，再煮5分钟即可。

滋补保健功效
　　黑芝麻含有丰富的膳食纤维，能清除肠道中的毒素；玉米中的不饱和脂肪酸能有效润肠通便，预防便秘。

蜂蜜黑芝麻泥
护肝润肠＋护肤美容

材料：
黑芝麻粉75克

调味料：
蜂蜜7大匙

做法：
❶ 将黑芝麻粉和蜂蜜和在一起，搅拌均匀。
❷ 食用时用温水冲泡即可。

滋补保健功效
　　蜂蜜对肝脏有保护作用，还有润肠功效。食用蜂蜜有助规律排便，减少肠道中的毒素，还能改善孕妇睡眠，具有护肤美容、保护血管的功效。

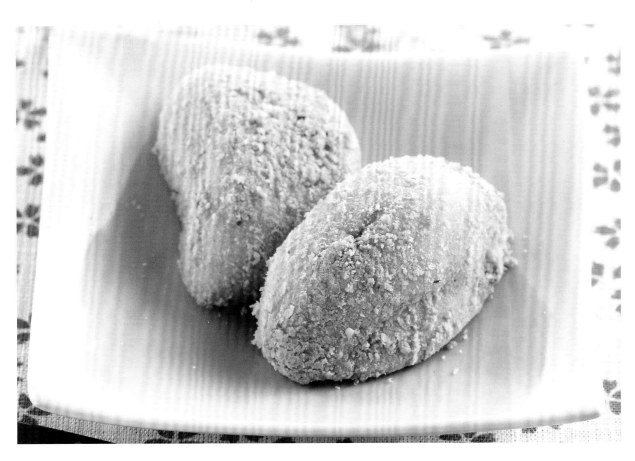

花生麻糬

健脾益气＋补充蛋白质

材料：
糯米粉100克

调味料：
花生粉4大匙，白糖、橄榄油各2大匙

做法：
① 80毫升冷开水倒入糯米粉中搅拌均匀，搓揉至面团不粘手。

② 面团捏小块丢入滚水中，至所有面团浮至水面即可捞起。

③ 在锅内涂抹少许油，防止面团粘锅，以擀面棍敲打面团至表面光滑，即为米麻糬。

④ 手蘸温水，将米麻糬分成适量大小，并将花生粉、白糖混合裹在米麻糬表面即可。

滋补保健功效

花生是蛋白质的良好来源，富含多不饱和脂肪酸、膳食纤维，能健脾益气，适合补充孕妇所需营养。

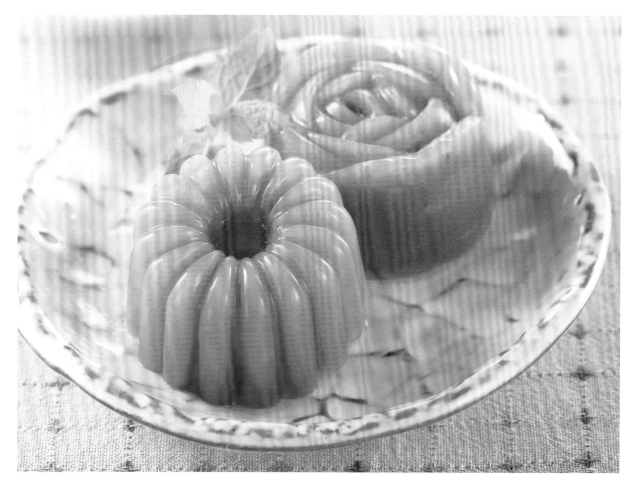

金薯羊羹

··· 补充营养＋预防便秘

材料：
红薯350克，琼脂20克，薄荷叶少许

调味料：
白糖2大匙，盐1/4小匙，橄榄油1小匙

做法：
❶ 红薯洗净、去皮蒸熟，加盐调味，趁热压成薯泥。
❷ 取一容器，放入琼脂和白糖，倒水加热至溶化后，趁热倒入薯泥中，沿同一方向快速划圈搅拌均匀。
❸ 取模具，在模具底和模具壁均匀抹上薄油，将薯泥过筛后，倒入模具中待凉，放入冰箱中冷藏凝固，倒出后用薄荷叶装饰即可。

滋补保健功效

红薯含有大量碳水化合物，其中的葡萄糖是胎儿脑细胞合成最需要的营养；其丰富的膳食纤维则可促进消化、预防便秘。

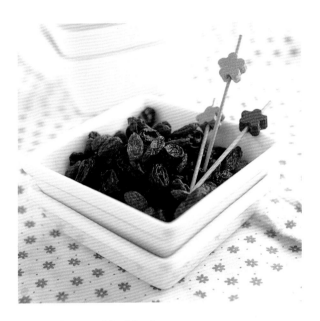

葡萄干蒸枸杞子

改善贫血＋增强免疫力

材料：
葡萄干、枸杞子各40克

做法：
❶ 葡萄干、枸杞子洗净。
❷ 将做法❶的食材放入蒸锅，蒸约半小时即可。

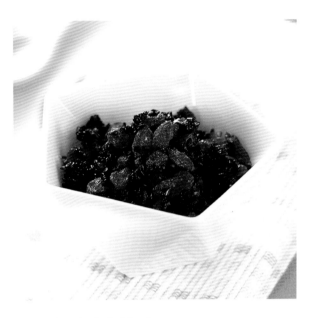

黑芝麻拌枸杞子

促进胎儿发育＋补益肝肾

材料：
黑芝麻50克，枸杞子25克

调味料：
盐、白糖、香油各适量

做法：
❶ 将枸杞子洗净，入水焯烫、沥干。
❷ 将黑芝麻洗净，放入炒锅以小火炒香，趁热和枸杞子搅拌，再加入盐、白糖、香油拌匀即可食用。

滋补保健功效

　　葡萄干含有铁质，可改善贫血；所含多酚类能抑止健康细胞癌变；葡萄皮中含有鞣酸，能增强孕妇免疫力及预防心血管疾病。

滋补保健功效

　　黑芝麻含大量维生素 E 和铁质，可预防孕妇贫血，也可促进胎儿脑细胞发育；枸杞子有补益肝肾的功效。

146

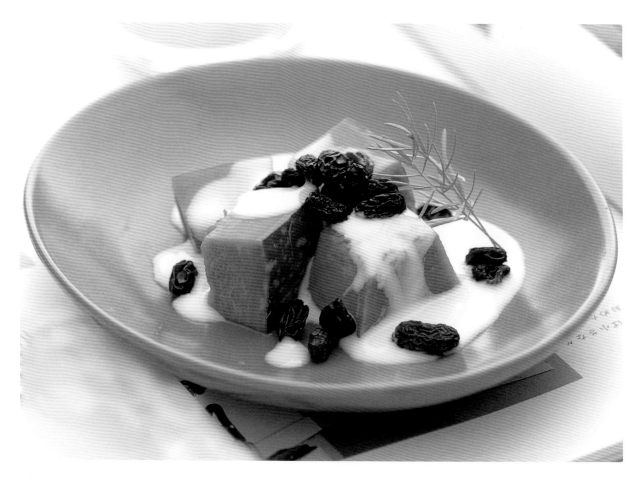

南瓜酸奶沙拉

改善便秘＋补充元气

材料：

南瓜300克，葡萄干100克，白芝麻适量

调味料：

酸奶300毫升，蜂蜜1大匙

做法：

❶ 将南瓜去籽，切成约3厘米厚的块状后，放入碗中，盖上盖子上火蒸10分钟。

❷ 将调味料、葡萄干淋在做法❶的食材上拌匀，撒上白芝麻即可。

滋补保健功效

南瓜含丰富的糖类，可补充元气；有丰富的果胶，可加强胃肠蠕动，让体内毒素顺利排出，适合有便秘困扰的孕妇食用。

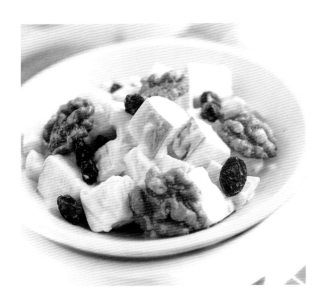

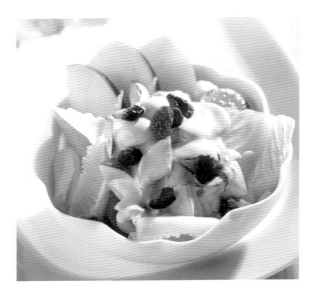

核桃酸奶沙拉

清肠排毒＋护肤美颜

材料：
西芹45克，苹果1个，葡萄干1大匙，核桃仁25克

调味料：
酸奶2大匙

做法：
❶ 西芹洗净，切小段。
❷ 苹果去皮切小块。
❸ 西芹、苹果、核桃仁放入大碗中，酸奶淋在食物上，撒上葡萄干即可。

滋补保健功效

　　核桃仁中所含的油脂可帮助孕妇润肠通便、护肤美容；酸奶富含乳酸菌，能帮助调节肠道功能。

葡汁蔬果沙拉

补血养眼＋保护血管

材料：
去皮葡萄8颗，葡萄汁60毫升，葡萄干2小匙，生菜100克，苹果1个，玉米粒50克

调味料：
沙拉酱300克，果糖1小匙

做法：
❶ 生菜洗净，撕成小块；苹果洗净，切片备用。
❷ 将葡萄汁、沙拉酱、葡萄干、果糖、去皮葡萄放入碗中拌匀，即为"葡萄沙拉酱汁"。
❸ 将生菜、苹果片、玉米粒放入碗中，淋上葡萄沙拉酱汁即可。

滋补保健功效

　　葡萄含有丰富的铁质，是补血很好的食材。孕妇多吃葡萄，不仅对胎儿有益，亦能使孕妇自己面色红润、血脉畅通，还能保护血管。

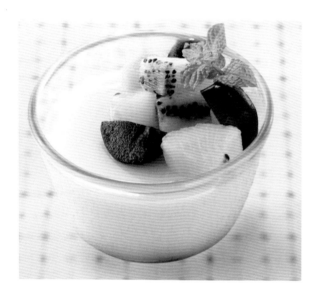

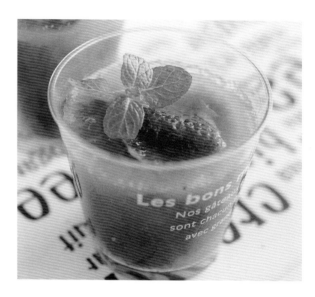

鲜果奶酪

增强免疫力＋高铁补血

材料：

鲜奶油50毫升，牛奶250毫升，明胶2片，樱桃6颗，猕猴桃丁20克，薄荷叶少许

调味料：

白糖2大匙

做法：

① 明胶片泡水，待软后捞出；樱桃切丁。

② 将牛奶、白糖拌匀煮溶，再加入明胶片、鲜奶油拌匀，倒入碗中待凉。

③ 将做法②中的食材倒扣盘中，放入樱桃丁、猕猴桃丁，用薄荷叶装饰即可食用。

滋补保健功效

　　樱桃的铁质含量居水果之冠，可以补血、红润气血；猕猴桃丰富的维生素C可增强孕妇免疫力。

葡萄柚香橙冻

提振精神＋低脂高纤

材料：

葡萄柚2个，柳橙汁400毫升，明胶粉12克，薄荷叶少许

调味料：

白糖4大匙

做法：

① 葡萄柚去皮及筋膜，挑出果肉。

② 锅中加入白糖及100毫升的水，以小火煮至呈浆状后熄火，续入明胶粉快速混合均匀。

③ 取一杯，倒入做法①的食材及柳橙汁稍加搅拌；待凉后放入冰箱冷藏至定型，取出后用薄荷叶装饰即可食用。

滋补保健功效

　　葡萄柚低脂高纤，含丰富叶酸、维生素A、维生素C，可促进胎儿神经系统发育，同时可使孕妇皮肤和精神保持良好状态。

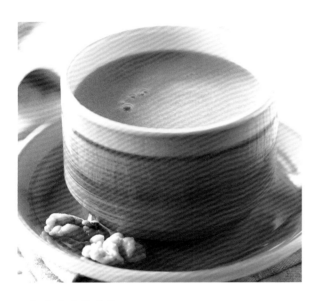

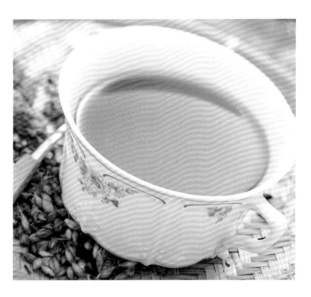

冰糖核桃露

促进胎儿大脑发育＋润滑肠道

材料：
核桃仁500克

调味料：
冰糖4大匙，玉米粉水10毫升

做法：
❶ 冰糖加600毫升水煮溶备用。
❷ 核桃仁放入烤箱，烤至褐黄色后取出。
❸ 将核桃和冰糖水用果汁机打成液体，过筛滤去粗粒后煮滚，再加玉米粉水勾芡即可。

冰糖麦芽饮

促进消化＋改善便秘

材料：
麦芽30克

调味料：
冰糖1大匙

做法：
❶ 麦芽放入锅中，加1000毫升水以大火煮滚，转小火续煮15分钟。
❷ 加入冰糖调匀。
❸ 沥出汤汁，即可饮用。

滋补保健功效

　　核桃仁具有利于胎儿神经系统发育的多种营养素，孕妇食用，有助于胎儿脑部发育，还可以润滑肠道，预防便秘。

滋补保健功效

　　麦芽含 B 族维生素、生物类黄酮、麦芽浸膏、麦角新碱和矿物质等营养成分，能促进消化，改善孕妇便秘问题。

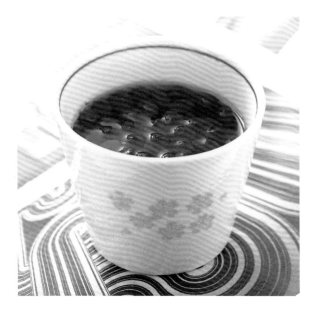

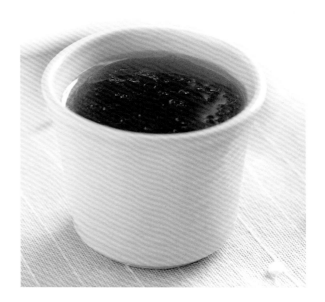

枸杞子明目茶

消除疲劳＋保护视力

材料：
枸杞子10克

调味料：
盐1小匙

做法：

❶ 枸杞子快速冲洗后，沥干备用。

❷ 汤锅加500毫升水，煮至滚沸后，放入枸杞子再度煮滚，转小火烹煮约3分钟，即可熄火。

❸ 可加盐调味，或取其自然甜味饮用。

滋补保健功效

　　本茶饮具有补充体力、维护视力、消除疲劳的功效，并可改善孕妇腰膝酸软、头晕等症状，增强孕妇免疫力。

香油蜜茶

滋润肠道＋促进排便

材料：
蜂蜜45毫升

调味料：
香油1.5大匙

做法：

❶ 将蜂蜜放入大碗中，边搅拌边将香油加入混合均匀。

❷ 将900毫升温开水缓慢加入蜂蜜水中，搅匀即可。

滋补保健功效

　　蜂蜜中的寡糖能促进肠道中的有益菌繁殖，帮助调整肠道功能，有效提高肠道抵抗力；香油能有效滋润肠道，改善排便不畅等症状。

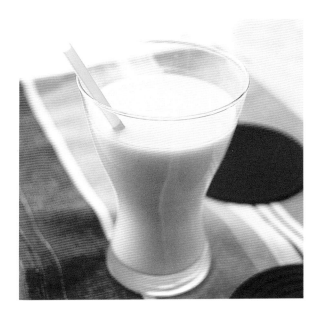

黄豆浆

促进胎儿脑细胞发育＋增强免疫力

材料：
黄豆300克

调味料：
白糖120克

做法：

❶ 黄豆洗净，泡水约3小时取出沥干，放入果汁机中，加1000毫升的水搅打成浆。

❷ 取一容器，将做法❶的豆浆倒入纱布，用力挤干，过滤黄豆渣，取豆浆备用。

❸ 豆浆以中火煮至滚沸，小火续煮约10分钟，加白糖搅拌至溶化即可。

滋补保健功效

　　黄豆中含有人体所需多种氨基酸，能促进胎儿脑细胞发育，还能有效增强孕妇免疫力。

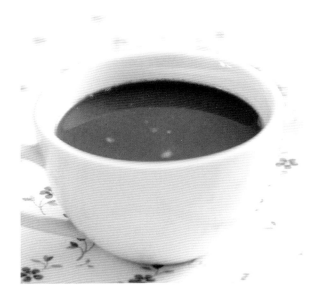

红枣枸杞子黑豆浆

预防便秘＋增强免疫力

材料：
黑豆80克，黑芝麻40克，枸杞子、红枣各30克，糯米100克

做法：

❶ 全部材料洗净，放入900毫升温开水中浸泡半小时。

❷ 将材料取出，全部放入果汁机中，再加开水2杯打成浆状。

❸ 倒入锅中，以大火煮熟后即可。

滋补保健功效

　　黑豆浆富含植物性蛋白质，能增强免疫力；黑芝麻富含维生素E，可保持肠道健康，预防便秘。

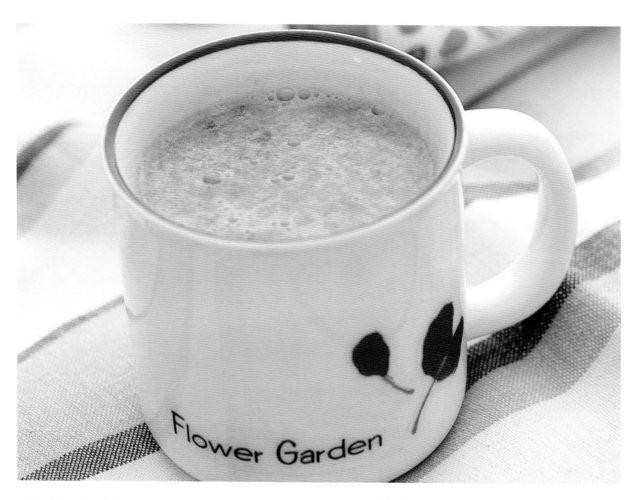

草莓乳霜
促进铁质吸收＋增强免疫力

材料：
草莓5颗，牛奶100毫升，乳酸菌饮料30毫升

调味料：
柠檬汁、蜂蜜各1小匙

做法：
❶ 草莓洗净，去除蒂头备用。

❷ 所有的材料和调味料放入果汁机中，高速搅拌约5分钟，直到呈现乳霜状，即可饮用。

滋补保健功效

草莓含有大量的维生素 C，能促进铁质的吸收，不仅对胎儿造血相当有帮助，还可增加孕妇抗病能力，预防多种疾病。

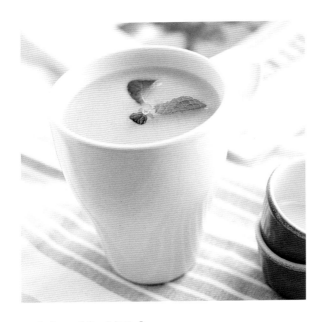

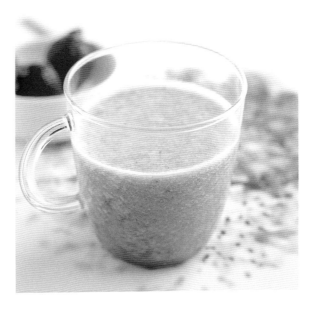

酸奶葡萄汁
增进食欲＋预防感冒

材料：
葡萄300克，原味酸奶200毫升，薄荷叶少许

调味料：
蜂蜜1/2小匙

做法：
❶ 葡萄洗净，去除蒂头后，和原味酸奶一并放入果汁机中，转高速充分搅拌均匀。
❷ 用滤网滤渣后，加蜂蜜拌匀，用薄荷叶装饰即可饮用。

莓果胡萝卜汁
预防贫血＋有助消化

材料：
草莓5颗，胡萝卜半根

调味料：
柠檬汁、蜂蜜各1小匙

做法：
❶ 草莓洗净，去除蒂头；胡萝卜洗净后，去皮切块状。
❷ 将草莓、胡萝卜、调味料放入果汁机中打匀后，即可饮用。

滋补保健功效

酸奶葡萄汁可增进食欲，调节肠道功能；并有增强孕妇免疫力、预防感冒、补血养气的功效。

滋补保健功效

此道饮品中含多种果酸、维生素及矿物质，可预防贫血、增强体力，也有助于消化，还能使孕妇放松神经。

第三孕期（怀孕29周及以后）
以清淡、营养为主，宜降低盐分摄取

食补重点

此时期孕妇食欲增加，饮食原则应该以清淡、营养为主。

注意降低盐分的摄取，以免加重四肢水肿的情况，而引发妊娠高血压。

营养需求

第三孕期适当增加蛋白质、钙质及必需脂肪酸的摄取，同时适当限制碳水化合物和脂肪的摄取。

养身特效食材

牛奶、全谷类、黑豆、黄豆、黑木耳、黑芝麻、杏仁。

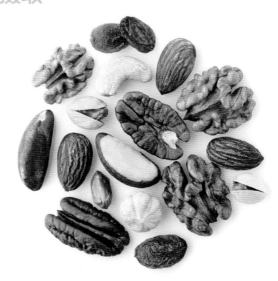

第三孕期要吃些什么

富含蛋白质的食物：鸡蛋、鱼类、肉类、豆类、奶类等。

富含铁质的食物：瘦肉（红肉）、猪肝、猪血、贝类、黄豆、红豆、紫菜、海带、黑木耳、黑芝麻、坚果类、绿叶蔬菜等。

富含钙质的食物：牛奶、虾米、小鱼干、蛤蜊、牡蛎、黑豆、黄豆、毛豆、豆干、豆皮、圆白菜、黑芝麻、杏仁等。

富含维生素B$_1$的食物：牛奶、蛋黄、全麦、燕麦、动物内脏、肉类、鱼类、豆类、香菇、茄子、小白菜、黑木耳、坚果类、绿叶蔬菜等。

为什么要这样吃

- 第三孕期摄取足够的蛋白质，可供产后的乳汁分泌。另一方面，足量的蛋白质能避免胎儿生长迟缓。

- 日常饮食缺乏铁质，除了会造成孕妇贫血外，也会使胎儿体内铁质的储存量相对减少，从而增加早产、出生时体重过轻的风险。

- 钙质对胎儿骨骼和牙齿的发育影响很大。第三孕期随着胎儿的成长，需要供给的钙质大增，此时如果孕妇对钙质摄取不足，会因为缺钙而导致抽筋。

- 维生素B$_1$摄取不足，易引起呕吐、倦怠、无力等症状，还可能影响生产时孕妇的子宫收缩，导致难产。

中医调理原则

- 怀孕晚期饮食宜热饮，不建议吃辛辣、燥热的食物，以健脾补气、滋补肝肾为主，有助于孕妇顺利生产。
- 临产时，不能服食过量的补气药，如西洋参、人参等，否则易造成气助血行，导致生产时出血过多，增加产程风险。
- 怀孕后期应控制体重的增加，尤其是有妊娠高血压或水肿症状的孕妇，要注意盐分的摄取。
- 有妊娠糖尿病或体重增加已太多的孕妇，则要控制热量的摄取，千万不可盲目进补或放任饮食。

孕期特征

- 第三孕期除了胎儿的体重迅速上升、胎动越来越频繁外，需要特别注意的是，此阶段是胎儿各个部位（尤其是脑部）发育的重要时期。
- 此时母体易发生下肢静脉曲张或会阴静脉曲张，常会出现背部酸痛、下肢水肿、行动不便等症状。

食疗目的

- 让胎儿正常发育（骨骼发育），并预防孕妇出现贫血现象。
- 预防胎儿发育不良，以免体重偏低、早产，严重时甚至会导致死亡。
- 有助于减缓孕妇怀孕期间，尤其在夜间和清晨出现的手脚抽筋的症状。

营养师小叮咛

- 饮食上应控制盐分的摄取，下肢有明显水肿者及有妊娠高血压的孕妇，应避免食用咸肉、酱菜、榨菜等含盐量高的食物，以及罐头加工食品。
- 若胎儿体重不足，孕妇可通过摄取牛奶、豆浆、鱼肉、牛腱等低脂肪的食物，增加胎儿的重量。
- 适量控制脂肪和碳水化合物的摄取。孕妇体重不宜过度增加，以免胎儿过大，影响顺利分娩。
- 维生素C容易因清洗和高温而被破坏，应尽量使用快速拌炒的方式烹调绿叶蔬菜，才能避免久煮或高温而造成营养流失。

营养需求表

一般怀孕女性每日营养素建议摄取量（中国居民膳食营养素参考摄取量DRIs）

营养素	每日建议摄取量
蛋白质	体重×（1g~1.2g）+10g
铁质	15mg + 30mg
钙质	1200mg
维生素B_1	1.1mg + 0.2mg

第三孕期营养师一周饮食建议

时间	早餐	午餐	点心	晚餐
Day 1	花生百合粥p.160	猪肝腰花饭p.159 山药双菇汤p.203	香橙布丁p.210	米饭 干贝芦笋p.167 红茄绿菠拌鸡丝p.193
Day 2	鸡丁西蓝花粥p.161	米饭 香葱三文鱼p.163 鲜笋沙拉p.184	红薯芝麻露p.207	黄豆糙米饭p.158 奶酪蔬菜鸡肉浓汤p.197
Day 3	山药糙米粥p.162	什锦圆白菜饭p.159 玉米浓汤p.196	蜂蜜草莓汁p.215	米饭 蘑菇燕麦浓汤p.195 奶油焗白菜p.192
Day 4	紫薯粥p.162	米饭 小黄瓜炒猪肝p.170 凉拌金针菜p.181	核桃仁紫米粥p.205	红枣红豆饭p.157 莲藕雪里蕻汤p.197
Day 5	猪肝燕麦粥p.161	米饭 松子蒸鳕鱼p.164 枸杞子炒金针p.180	什锦蔬果汁p.214	米饭 滑蛋牛肉p.176 开洋西蓝花p.185
Day 6	红枣茯苓粥p.160	南瓜火腿炒饭p.158 金针花猪肝汤p.199	木瓜银耳甜汤p.208	米饭 豆酥鳕鱼p.165 红茄杏鲍菇p.189
Day 7	花生百合粥p.160	米饭 五彩墨鱼p.167 蒜香红薯叶p.191	焗烤香蕉奶酪卷p.209	米饭 鲜菇镶肉p.174 松子香芒炒虾仁p.168

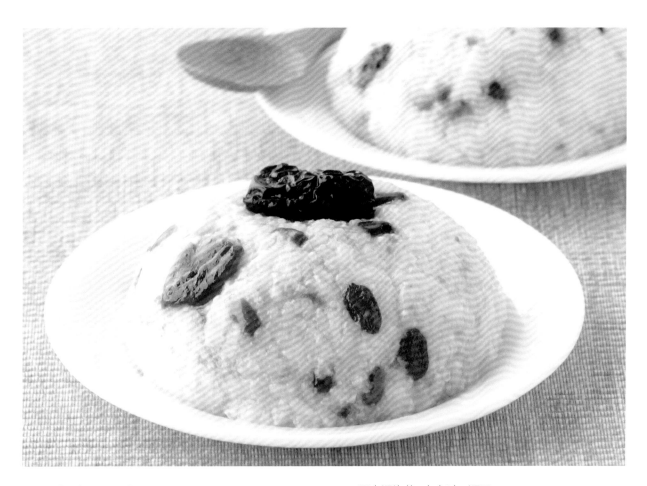

红枣红豆饭
补充体力＋预防贫血

材料：
小米20克，糯米70克，红枣30克，红豆、葡萄干各15克，枸杞子少许

调味料：
黑糖20克

做法：

① 红枣洗净，用水浸泡约1个小时；红豆、糯米洗净，用水浸泡约4个小时，沥干。

② 所有材料放入电饭锅内，加入100毫升水与黑糖（若有外锅需加水2杯）。

③ 按下开关，煮至开关跳起后，再闷10分钟即可盛盘。

滋补保健功效

此道饭食中所含丰富的维生素、蛋白质、糖类及镁、铁、钙、钾等矿物质，可补充体力、消除疲劳，且可以预防贫血。

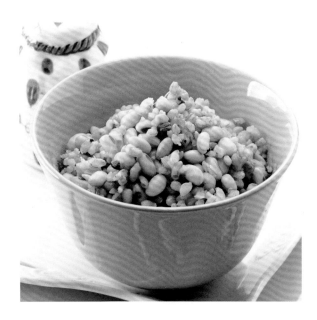

黄豆糙米饭
改善孕吐＋促进代谢率

材料：
黄豆50克，糙米200克

做法：
1. 黄豆洗净，浸泡8个小时；糙米洗净，浸泡4个小时备用。
2. 将做法1中的食材加350毫升水放入电饭锅中煮熟即可。

滋补保健功效
　　糙米可帮助肠胃蠕动，消除孕妇便秘的困扰，且富含 B 族维生素，可促进新陈代谢，对孕吐等不适有改善作用。

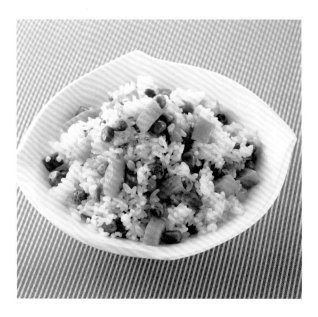

南瓜火腿炒饭
促进肠道蠕动＋柔肤美肌

材料：
米饭200克，南瓜100克，青豆、蒜酥各20克，火腿50克

调味料：
盐1/4小匙，橄榄油1大匙

做法：
1. 南瓜洗净、去皮去籽，切小丁；火腿切小丁，备用。
2. 热油锅，将南瓜丁、火腿丁、青豆及蒜酥爆香，再加入米饭和盐拌炒均匀即可。

滋补保健功效
　　南瓜含有丰富的果胶，可加强胃肠蠕动；其维生素 A、类胡萝卜素能改善皮肤粗糙。此道饭食还有助于增进食欲。

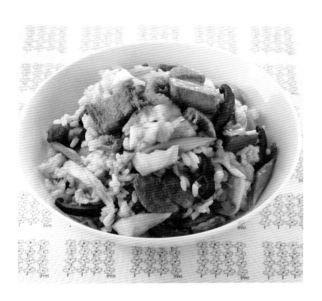

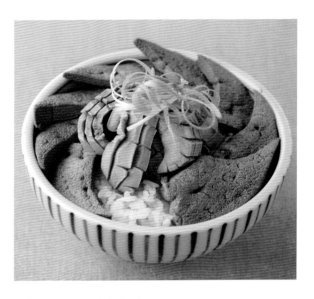

什锦圆白菜饭
整肠通便＋预防贫血

材料：

香菇、虾米各10克，五花肉100克，青蒜5克，圆白菜80克，米饭150克

调味料：

酱油1大匙，胡椒粉1小匙，盐1/4小匙

做法：

① 香菇用水泡开切丝；青蒜洗净切段；五花肉洗净。

② 将五花肉用小火炒至半熟，放入香菇丝、虾米、青蒜炒香，以酱油调味。

③ 加入米饭、圆白菜拌炒，再以胡椒粉、盐调味即可。

滋补保健功效

圆白菜热量低，容易产生饱腹感；含有丰富的维生素 K 及膳食纤维，能有效避免孕妇便秘，并预防贫血。

猪肝腰花饭
增强体质＋补肝养血

材料：

猪肝、猪腰各100克，大米150克，葱丝少许

调味料：

陈醋、香油、姜汁、米酒、白糖各适量

做法：

① 猪肝、猪腰分别洗净，剔除筋膜，切成片状备用。

② 将做法①中的食材放入滚水中，快速汆烫后捞出，拌入所有调味料后，静置约10分钟。

③ 大米洗净，放入电饭锅中加水烹煮约10分钟，再将做法②中的食材平铺在饭上，焖煮至食材熟透，撒上葱丝即可。

滋补保健功效

猪肝有养血、明目的作用；猪腰能改善盗汗、腰痛、失眠等症状。两者搭配食用，具有补肝养血、增强体质的功效。

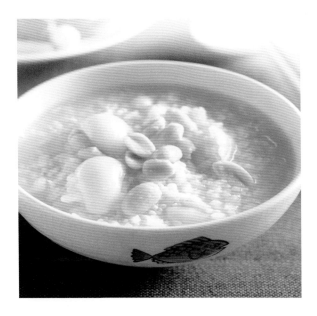

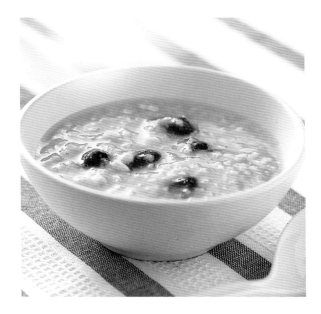

花生百合粥
清心安神＋消除疲劳

材料：

大米150克，小米30克，花生20克，干百合18克

调味料：

盐1/4小匙

做法：

❶ 百合泡水沥干；花生加水煮烂。

❷ 汤锅加300毫升水，放入大米、小米煮滚，再加入花生、百合，大火煮开后，转小火续煮至食材软烂，以盐调味即可。

滋补保健功效

　　百合有清心润肺、安神助眠等功能，且含多种微量元素，可消除疲劳、增强免疫力，为适合孕妇食用的佳品。

红枣茯苓粥
增强免疫力＋改善水肿

材料：

大米100克，红枣10颗，茯苓、鸡肉各20克

调味料：

盐1/4小匙

做法：

❶ 鸡肉洗净，切丝；红枣洗净，去核备用。

❷ 大米洗净放入锅中，加1000毫升水以中火煮开，再转小火续煮成粥。

❸ 将红枣、茯苓、鸡肉丝加入粥中，熬煮至红枣变软，加盐调味即可。

滋补保健功效

　　红枣有补脾胃、补血的作用；茯苓具有提升免疫力和自愈力的功效，可增强人体自我修复能力，并能改善怀孕后期的水肿问题。

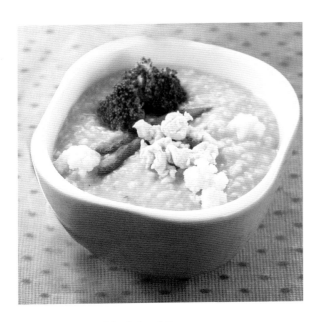

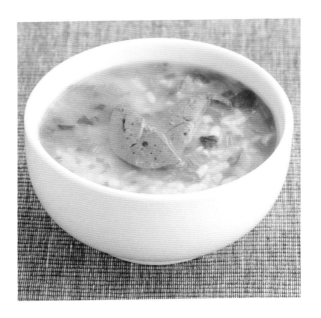

鸡丁西蓝花粥
增强抵抗力＋健全胎儿骨骼

材料：
燕麦100克，鸡胸肉50克，西蓝花50克，红辣椒10克

调味料：
盐1/4小匙

做法：

① 鸡胸肉洗净切碎；西蓝花洗净焯烫，切小块；红辣椒切丝备用。

② 燕麦加300毫升水煮软，加盐调味。

③ 把鸡胸肉放进粥中煮到变白色，再加入西蓝花、红辣椒丝煮熟即可。

滋补保健功效

西蓝花含有丰富的胡萝卜素、B族维生素、维生素C及硒、钙等营养成分，可增强孕妇抵抗力、促进胎儿牙齿及骨骼成长发育。

猪肝燕麦粥
预防贫血＋补充元气

材料：
燕麦100克，胡萝卜10克，菠菜30克，猪肝100克

调味料：
盐1/4小匙

做法：

① 菠菜、胡萝卜洗净切碎；猪肝洗净切薄片，备用。

② 汤锅放入燕麦，加300毫升水煮软，放入胡萝卜、猪肝煮到变色，再加入菠菜煮软，加盐调味即可食用。

滋补保健功效

猪肝富含铁和维生素A、维生素B_1、维生素B_2、维生素B_{12}等多种营养素。铁质是形成血红蛋白的必需物质，能预防孕妇缺铁性贫血的发生。

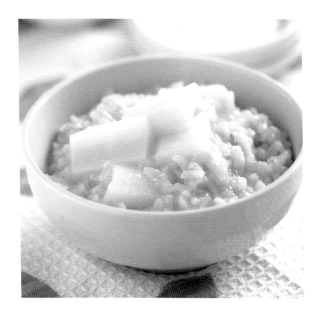

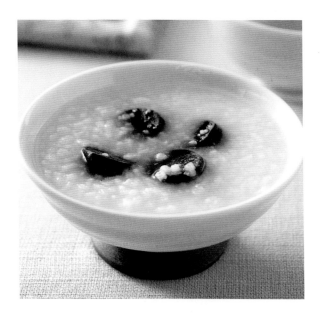

山药糙米粥

提振精神＋改善便秘

材料：

山药80克，胡萝卜丝10克，糙米、大米各100克

调味料：

盐1/4小匙

做法：

① 糙米、大米泡水1个小时；山药去皮切小块，备用。

② 将山药、胡萝卜丝、糙米、大米、300毫升水，放进锅里炖煮半个小时，加盐调味即可。

紫薯粥

益气力＋健脾胃

材料：

紫薯200克，大米90克

做法：

① 大米洗净；紫薯削皮、洗净，切成3厘米见方的小块。

② 大米入锅，加900毫升水，煮滚后转小火。

③ 放入紫薯，续煮约20分钟至熟烂即可。

滋补保健功效

山药的丰富蛋白质，易被人体吸收，能帮助孕妇消除疲劳、提振精神；多吃糙米，还可改善便秘等问题。

滋补保健功效

紫薯含有蛋白质、多种维生素和矿物质，可以健脾胃、益气力，还能够改善皮肤干燥的问题。

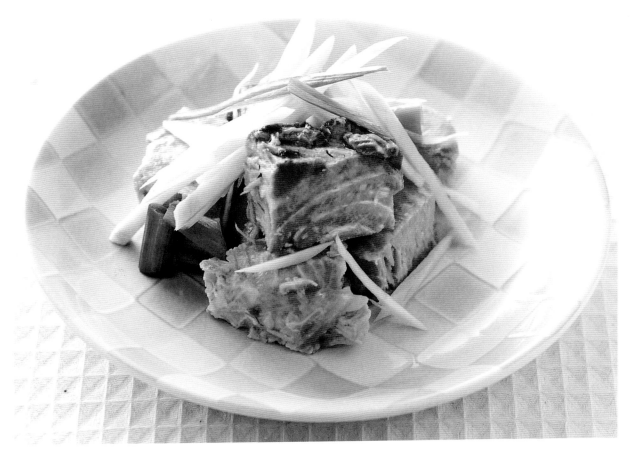

香葱三文鱼

稳定情绪＋润发美肌

材料：
葱段、葱丝各10克，三文鱼250克，蒜蓉5克，高汤50
毫升

调味料：
酱油1大匙

做法：
① 将蒜蓉、酱油、高汤拌匀，成为酱汁备用。

② 三文鱼切块，放入蒸盘，摆上葱段，淋上酱汁。

③ 在做法②中的食材上铺上葱丝，以大火蒸15分钟
即可。

滋补保健功效

三文鱼富含维生素 A，能维护视力；其中的 B 族维
生素可稳定情绪。此道料理有助孕妇预防皮肤、头发干
燥，以及缓解焦躁情绪。

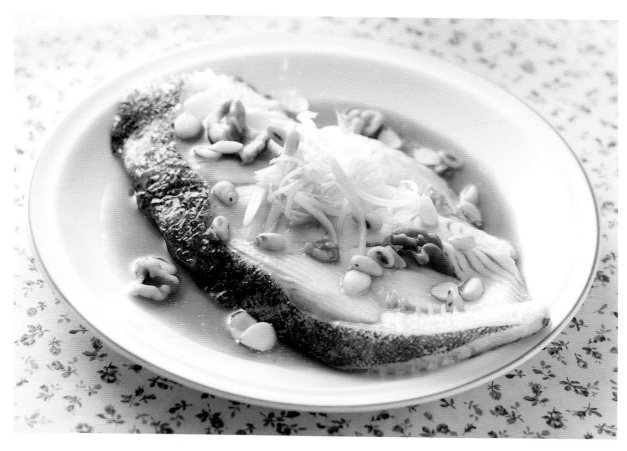

松子蒸鳕鱼
健脑补脑＋润肠通便

材料：
鳕鱼150克，杏仁15克，核桃仁、松子仁各25克，葱丝、蒜蓉、姜片各适量

调味料：
橄榄油1大匙，盐、酱油、米酒各适量

做法：
❶ 鳕鱼洗净、均匀抹盐，淋上米酒，摆上姜片，放入电饭锅蒸熟。

❷ 热油锅，爆香葱丝、蒜蓉，放入核桃仁、松子仁、杏仁、少许盐，以小火拌炒。

❸ 把做法❷的材料浇在蒸熟的鳕鱼上，再淋上酱油即可。

滋补保健功效

核桃仁可补脑；松子仁能增强体力、消除疲劳；杏仁可止咳化痰、润肺下气。此道料理具有健脑补脑、润燥滑肠的功效。

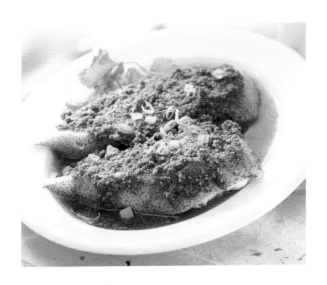

豆酥鳕鱼
助钙吸收+促进胎儿发育

材料：
鳕鱼片300克，豆酥50克，葱1根，蒜蓉适量

调味料：
白糖、米酒、辣豆瓣酱、白胡椒粉各1小匙，橄榄油1大匙

做法：
① 鳕鱼片放入蒸锅中蒸熟，取出摆盘。
② 葱切葱花，备用。
③ 热油锅，将葱花、蒜蓉、豆酥炒香，再加入其余调味料炒至香酥，淋在鳕鱼片上即可。

滋补保健功效
　　鳕鱼富含可被人体快速吸收的多种氨基酸；其中的DHA是胎儿脑部发育的重要成分；其中的维生素D可帮助钙吸收，提供胎儿所需的养分。

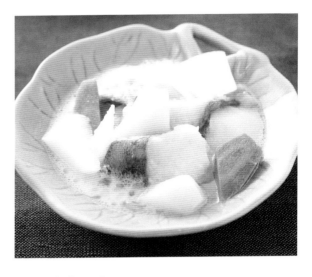

奶汁鳕鱼
高蛋白+促进代谢

材料：
鳕鱼200克，土豆40克，洋葱、胡萝卜各30克，红葱头10克，脱脂牛奶1杯，奶油2小匙

调味料：
盐、胡椒粉、面粉各少许

做法：
① 鳕鱼切块，蘸少许面粉；洋葱切片；土豆去皮切块；胡萝卜洗净切块；红葱头切碎。
② 奶油放入炒锅溶化后，再放入红葱头炒香，陆续加入洋葱、土豆、胡萝卜略炒。
③ 鳕鱼块略煎后放入做法②中的食材、脱脂牛奶及2/3杯水，以小火煮10分钟，续入盐、胡椒粉即可。

滋补保健功效
　　鳕鱼是高蛋白食物，除了富含DHA、EPA等营养素，还含有人体必需的维生素A、维生素D、维生素E和其他多种维生素，是补充营养的好食材。

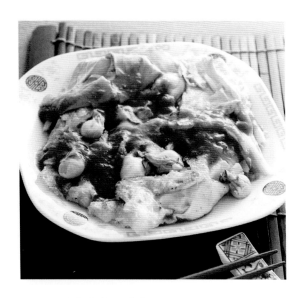

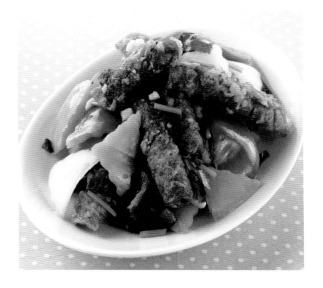

香酥牡蛎煎

滋阴养颜＋强化免疫力

材料：
牡蛎肉16个，茼蒿4株，鸡蛋2个

调味料：
甜辣酱、橄榄油各1大匙，水淀粉6大匙，白胡椒粉少许

做法：

① 牡蛎肉洗净沥干；茼蒿洗净、摘小段备用；将3大匙水淀粉、白胡椒粉搅拌均匀。

② 热油锅，将牡蛎及3大匙的水淀粉倒入，鸡蛋打散入锅，再铺放茼蒿。

③ 等水淀粉呈透明状，翻面续煎至茼蒿和鸡蛋变熟。

④ 淋上甜辣酱即可，趁热食用。

滋补保健功效

　　牡蛎具有滋阴养颜、强身健体、消除疲劳等多种作用。此道菜能强化孕妇体质，增加免疫力。

椒香鲜鱿鱼

保护脑力＋消除疲劳

材料：
新鲜鱿鱼400克，鸡蛋1个，面粉200克，蒜5瓣，香菜5克，红辣椒、洋葱块、黄椒、红椒、青椒各20克

调味料：
盐1/4小匙，橄榄油适量

做法：

① 鱿鱼洗净切块，加鸡蛋和盐抓匀，裹面粉放入油锅中炸熟。

② 蒜切片，红辣椒切末，放入油锅中炸至酥脆捞起备用。

③ 热油锅，爆香洋葱块，续入三种甜椒块快炒，放入做法①的食材略拌，撒上做法②的调料、香菜即可。

滋补保健功效

　　鱿鱼的B族维生素可消除疲劳，同时保护脑力，但因含有诱发皮肤瘙痒的物质，过敏体质的孕妇宜慎食。

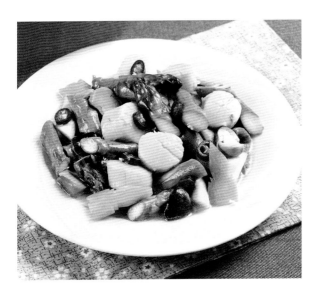

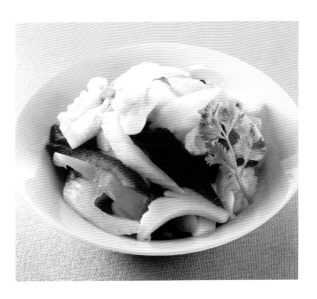

干贝芦笋

补充叶酸＋有益胎儿脑神经发育

材料：
生干贝、蘑菇各20克，芦笋100克，葱1根，红辣椒圈
适量

调味料：
盐1/4小匙，香油1大匙

做法：
1. 芦笋洗净，去外皮切成小段；葱洗净，切末。
2. 蘑菇洗净，切片，以开水略烫备用。
3. 热锅加入香油，爆香葱末、红辣椒圈，放入生干贝、
   芦笋段拌炒，再加蘑菇片，以大火略炒，加盐调味
   即可。

滋补保健功效
芦笋中的叶酸含量丰富，叶酸是胎儿脑神经发育的
重要营养素，也是造血的重要元素，适合孕妇多加补充。

五彩墨鱼

增强抵抗力＋补充铁质

材料：
洋葱条、青椒条各10克，墨鱼100克，红甜椒条、黄甜
椒条、西芹段各20克，芹菜叶少许

调味料：
盐1/4小匙，橄榄油1大匙

做法：
1. 墨鱼洗净切花，备用。
2. 热油锅，放入墨鱼和其余材料以大火快炒，加盐调
   味，用芹菜叶装饰即可。

滋补保健功效
青椒含维生素A、维生素K及有助于造血的铁；甜椒
的维生素C可活化脑细胞。经常食用能促进孕妇铁质的吸
收，并可增加抵抗力。

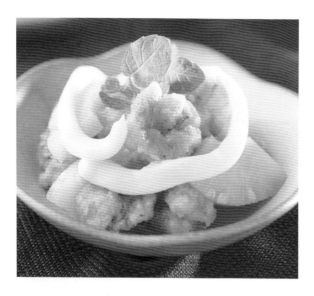

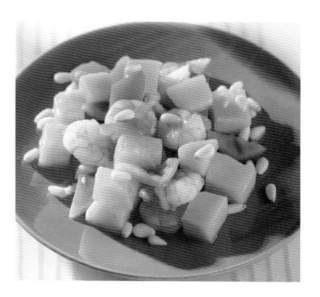

菠萝虾球

控制血压＋帮助消化

材料：
菠萝1/4个，虾仁300克，薄荷叶少许

调味料：
盐1/4小匙，白糖1大匙，淀粉2小匙，橄榄油12大匙，
沙拉酱少许

做法：

① 菠萝去皮切丁备用。

② 虾仁去肠泥后洗净沥干，加盐、白糖腌渍约20分钟，
裹淀粉后放入油锅炸熟。

③ 另取干锅放橄榄油，再放入菠萝丁略炒，续放入炸过
的虾仁拌炒均匀，撒上薄荷叶，挤上沙拉酱即可。

滋补保健功效

菠萝果肉中的菠萝酵素可帮助消化、改善便秘，且
有益于控制血压，避免怀孕期间血压升高，预防妊娠高
血压。

松子香芒炒虾仁

增强体力＋提升免疫功能

材料：
松子仁5克，芒果1个，青椒50克，虾仁100克，蒜蓉少
许，鸡蛋清1/2小匙

调味料：
白糖1/2小匙，盐、白醋各1/4小匙，胡椒粉适量，橄榄
油2小匙

做法：

① 松子仁放入烤箱，烘烤至外表呈金黄色取出；芒果去
皮切块；青椒洗净切块；虾仁去肠泥洗净沥干后，拌
入鸡蛋清、胡椒粉，静置约20分钟备用。

② 热油锅，爆香蒜蓉，放入虾仁、青椒和盐、白醋、白
糖炒匀，再加入芒果和松子仁拌匀即可。

滋补保健功效

松子具有补脑健脑的功效，还有益于孕妇增强体
力、消除疲劳，对于强化免疫功能也有很好的作用。

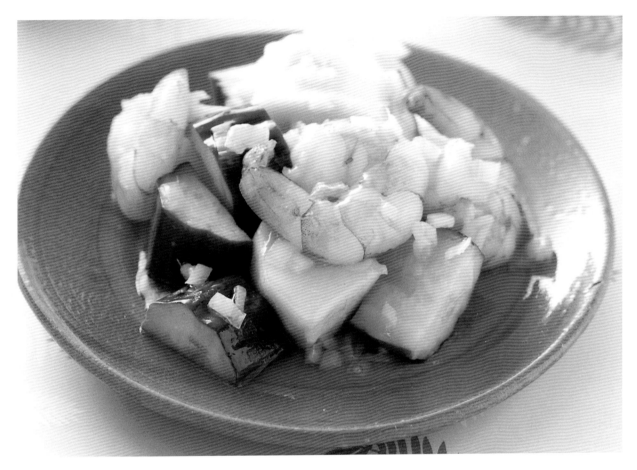

黄瓜嫩笋拌虾仁

保养关节＋抗衰除皱

材料：

小黄瓜70克，虾仁100克，竹笋30克，葱1/2根，姜1片

调味料：

橄榄油2小匙，米酒、酱油各1小匙，水淀粉1/2小匙

做法：

① 所有材料洗净。小黄瓜、竹笋切块；虾仁去肠泥；葱、姜切末。

② 热油锅，爆香葱末、姜末，加虾仁、竹笋块和小黄瓜块，翻炒至熟。

③ 放入米酒、酱油略炒，最后加水淀粉勾芡拌匀即可。

滋补保健功效

小黄瓜和竹笋中含有丰富的维生素C，可以抗氧化，可促进体内胶原蛋白的形成，减少关节摩擦，增加肌肤弹性，预防皱纹。

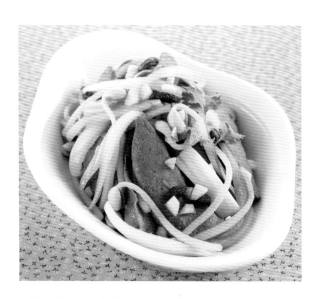

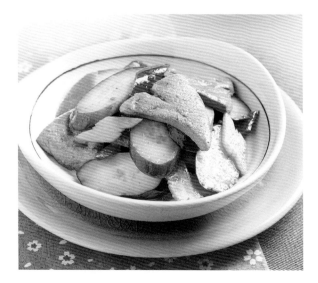

洋葱香炒猪肝

保护心血管＋预防骨质疏松

材料：

猪肝300克，洋葱80克，枸杞子10克，黄豆芽20克，葱2根，蒜末少许，芹菜叶少许

调味料：

淀粉、橄榄油各2大匙，盐、陈醋各1小匙，香油适量

做法：

① 猪肝洗净切薄片，加入香油、淀粉、少许盐略腌渍；枸杞子洗净泡软；洋葱切丝；葱切段。

② 热油锅，用中火将猪肝片炒散，捞出沥油。

③ 锅内留下1大匙油，以中火炒香洋葱丝、葱段、蒜末，加剩余盐调味，续入猪肝片、黄豆芽、枸杞子快炒，淋上陈醋、香油略炒，放上芹菜叶即可。

滋补保健功效

洋葱中的维生素 C、钾、钙、磷的含量丰富，有利于降低血脂，并可预防骨质疏松和多种心血管疾病。

小黄瓜炒猪肝

清热利尿＋养肝补血

材料：

小黄瓜300克，猪肝170克，姜片、红辣椒片各适量

调味料：

酱油1大匙，盐、米酒、淀粉各适量，橄榄油1小匙

做法：

① 小黄瓜洗净切片；猪肝洗净切片，拌入米酒、酱油、淀粉腌渍到入味。

② 热油锅，爆香姜片、红辣椒，放入小黄瓜、猪肝一起拌炒。

③ 加盐调味，拌匀即可。

滋补保健功效

小黄瓜有清热、利尿的作用；猪肝可养肝、补血、明目。食用这道料理，具有清热利尿、养肝明目之功效。

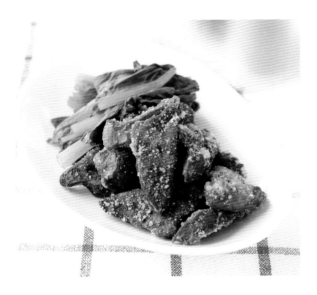

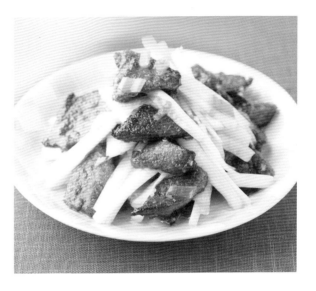

软炸鸡肝

补肝养血＋促进胎儿正常发育

材料：

鸡肝100克，菜心80克，葱末、姜末各适量

调味料：

黄豆粉、山药粉、红薯粉各25克，橄榄油1小匙，盐、米酒、胡椒粉各适量

做法：

1 将黄豆粉、山药粉、红薯粉加水，拌匀成糊状；菜心洗净，入滚水焯烫备用。

2 鸡肝冲洗干净，以葱末、姜末、除橄榄油的其余调味料抓腌入味后，再裹上做法 1 的食材。

3 热油锅，放入鸡肝以小火炸透，配菜心食用即可。

滋补保健功效

鸡肝含有丰富的蛋白质、钙、铁及维生素 A、维生素 B_1、维生素 B_2 等，能补血养肝，且具有维持胎儿正常生长和发育的作用。此菜品为油炸，孕妇应适量食用。

韭黄嫩炒羊肝

养肝明目＋温胃保暖

材料：

韭黄150克，羊肝50克，葱末、姜末各适量

调味料：

橄榄油、酱油各1小匙，淀粉1/2小匙，盐适量

做法：

1 韭黄洗净切段；羊肝洗净切片，加入酱油、淀粉拌匀，静置约10分钟。

2 热油锅，加入羊肝炒至变色后，再放入韭黄、葱末、姜末一起拌炒。

3 加盐调味，拌匀即可。

滋补保健功效

韭黄属温性食物，有健胃、提神、保暖的功效；羊肝富含锌，能益血、补肝、明目。这道菜肴可养肝明目、温补肾气。

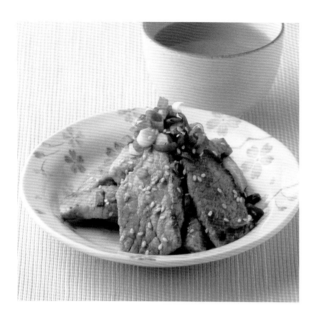

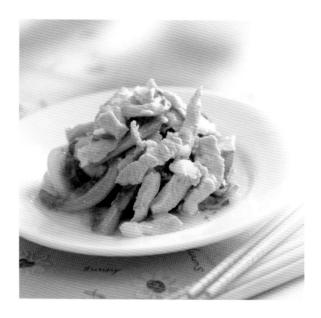

水梨烧肉

抗氧化＋帮助消化

材料：

猪瘦肉100克，水梨50克，白芝麻1小匙，蒜2瓣，葱2根

调味料：

橄榄油、酱油各1大匙，白糖1小匙

做法：

① 猪瘦肉洗净切片；水梨去皮，果肉打成泥；蒜和葱切末。

② 将水梨泥和猪瘦肉片拌匀，腌渍约5分钟后，再加入酱油、白糖和蒜末，再腌渍约30分钟。

③ 热油锅，放入猪瘦肉片煎熟，撒上白芝麻和葱末即可。

滋补保健功效

水梨含有维生素 A 及胡萝卜素，是很好的抗氧化食物，同时还富含果胶，能帮助消化，增强肠胃蠕动，有效改善孕期便秘问题。

茼蒿炒肉丝

消除疲劳＋增强体力

材料：

猪肉100克，茼蒿125克，蒜3瓣，辣椒1/2个

调味料：

橄榄油2小匙，盐1/4小匙

做法：

① 猪肉洗净切丝；蒜、辣椒切末。

② 热油锅，爆香蒜末和辣椒末，加入猪肉和茼蒿一起翻炒。

③ 加盐调味，即可起锅。

滋补保健功效

猪肉有增强体力、消除疲劳、促进代谢等多重功效；茼蒿具有调节血压、醒脾的作用。适量食用这道料理有益孕妇身体健康。

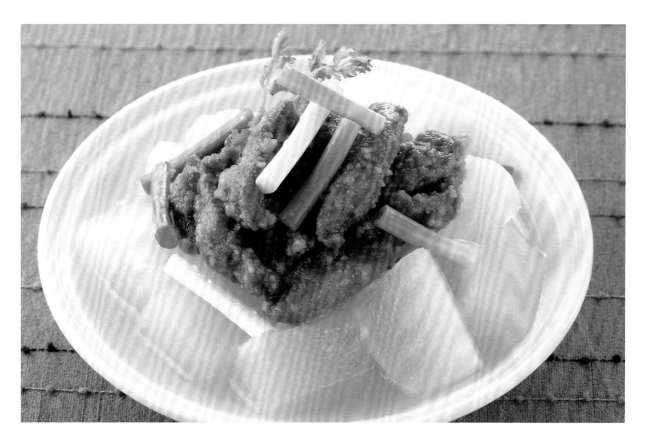

冬瓜烩排骨
利尿消肿＋整肠通便

材料：

冬瓜150克，排骨200克，蒜20瓣，葱1根，芹菜叶少许

调味料：

Ⓐ 盐1/4小匙，酱油、水淀粉各1大匙

Ⓑ 橄榄油12大匙

Ⓒ 红薯粉200克

做法：

❶ 葱洗净切段、蒜洗净拍碎；冬瓜洗净去皮切块；排骨洗净剁块。

❷ 将排骨蘸红薯粉后，放入油锅炸熟。

❸ 将排骨、冬瓜、蒜蓉、葱段放蒸盘蒸20分钟后，将冬瓜的汤汁倒出，再以Ⓐ调味料勾芡淋上，用芹菜叶装饰即可。

滋补保健功效

冬瓜热量及含钠量低，有生津止渴、清胃降火的功效，能改善孕妇水肿，且富含膳食纤维，可整肠通便。

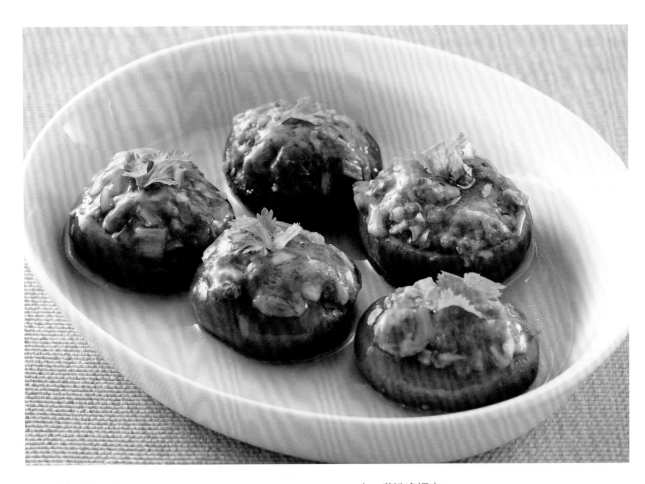

鲜菇镶肉

强化骨骼＋抑制病毒

材料：

胡萝卜15克，猪肉馅200克，鸡蛋1个，干香菇6朵，葱1根，芹菜叶少许

调味料：

盐2小匙，白糖、米酒各1小匙，水淀粉3大匙，淀粉适量

做法：

❶ 香菇泡软、去蒂，里面抹上淀粉；鸡蛋取蛋清；胡萝卜、葱洗净切末。

❷ 猪肉馅加胡萝卜末、葱末、蛋清、1小匙盐、米酒拌匀，均匀镶入香菇中，摆盘后放入蒸笼蒸约5分钟，取出。

❸ 锅中加1小匙盐、白糖和水淀粉，以小火煮成芡汁，淋在做法❷的食材上，用芹菜叶装饰即可。

滋补保健功效

香菇富含香菇多糖，可增强人体抵抗力、强化骨骼和牙齿，并能改善高血压，还具有抗癌、抑制病毒的作用。

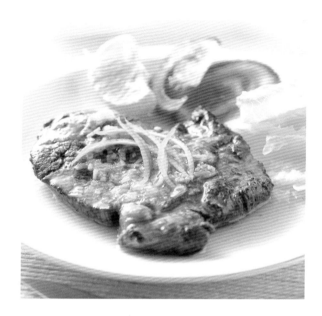

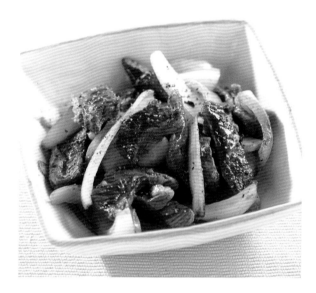

橘香煎牛排
促进代谢＋消除疲劳

材料：

橘子300克，牛排200克，柳橙皮丝10克，西红柿片、生菜叶各适量

调味料：

橙醋、白糖各2大匙，橄榄油1小匙

做法：

❶ 橘子去皮，果肉榨汁；生菜叶洗净备用。

❷ 热油锅，将牛排煎至5分熟。

❸ 加入白糖、橘子汁和橙醋一起煮至8分熟，撒上柳橙皮丝，搭配西红柿片、生菜叶食用即可。

滋补保健功效

牛肉富含铁、维生素 B$_{12}$，对促进造血功能非常重要，且能促进人体新陈代谢，进而供给身体能量、消除疲劳。

洋葱牛小排
改善供血＋消除压力

材料：

去骨牛小排300克，洋葱1/2个

调味料：

橄榄油、酱油各3大匙，冰糖1小匙，黑胡椒粉少许

做法：

❶ 洋葱洗净去皮，与洗净的牛小排均切成细条。

❷ 热油锅，以中火将洋葱炒至金黄微焦；另起一锅，放入油，将牛小排煎至7分熟备用。

❸ 将做法❷中的食材放入锅中拌炒，加入其余调味料，炒至牛小排9分熟即可。

滋补保健功效

洋葱含硫化合物，能防止血小板凝集，稀释血液浓度，改善大脑供血，预防血栓，也能消除紧张情绪和疲劳感。

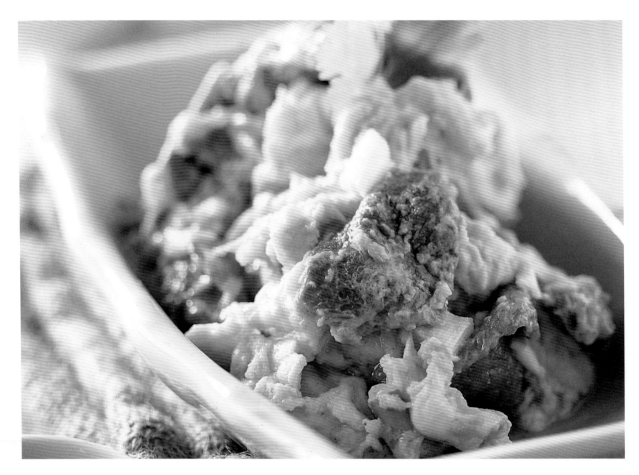

滑蛋牛肉
益气强身＋提升免疫力

材料：
鸡蛋5个，牛肉150克，葱花30克

调味料：
Ⓐ 盐1/4小匙，橄榄油3大匙
Ⓑ 米酒、酱油各1大匙，淀粉1小匙，水15毫升

做法：
❶ 牛肉洗净切薄片，用调味料Ⓑ腌20分钟。

❷ 鸡蛋打散，加盐打匀，放入葱花搅匀备用。
❸ 热油锅，将牛肉大火过油至8分熟时捞出沥干，并放进蛋汁中搅拌均匀。
❹ 锅中留1大匙油烧热，倒入做法❸的食材，用铲子在锅中转圈滑动，炒至蛋汁呈8分熟即可。

滋补保健功效
牛肉可预防贫血，维持脑部功能正常，提高身体免疫力。怀孕中期、后期食用牛肉，可益气强身。

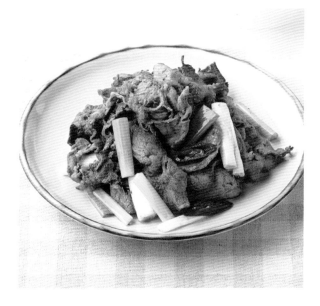

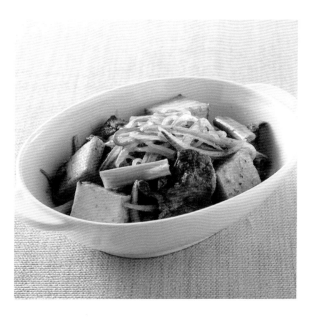

杨桃牛肉

预防肥胖＋降低血糖

材料：

牛肉150克，杨桃100克，葱1根，红辣椒1/2根

调味料：

橄榄油1大匙，酱油1小匙，盐1/4小匙

做法：

① 杨桃榨汁；牛肉洗净切薄片，用酱油和1小匙水腌渍
　15分钟；葱洗净切段，红辣椒洗净切圈。

② 热油锅，爆香葱段、红辣椒圈，加入牛肉片炒至8
　分熟。

③ 加盐和杨桃汁，略炒即可起锅。

滋补保健功效

　　杨桃含有对孕妇健康有益的多种成分，能减少身体
对脂肪的吸收，预防肥胖，同时保护肝脏，降低血糖。

牛肉炒豆腐

补充营养＋预防贫血

材料：

洋葱10克，牛肉片100克，豆腐、魔芋丝各40克，葱段
少许

调味料：

橄榄油2小匙，酱油、米酒各1小匙

做法：

① 洋葱洗净切丝；豆腐洗净切块。

② 热油锅，放入豆腐，两面煎至金黄色。

③ 酱油、米酒倒入锅中以小火煮开，加入牛肉片、洋葱
　丝、豆腐块、魔芋丝、葱段煮熟即可。

滋补保健功效

　　在所有肉类中，牛肉所含的铁相当丰富。对于容易
产生贫血的孕妇来说，牛肉是补充铁质的极佳来源。

菠萝苦瓜鸡
清热消暑＋抗氧化

材料：
菠萝100克，苦瓜300克，鸡腿2只，腌冬瓜50克，姜6片

调味料：
盐1/4小匙

做法：
① 苦瓜洗净剖开，去籽切块；菠萝切成和苦瓜大小相同的块状，备用。

② 鸡腿洗净切小块，用热水汆烫后洗净备用。

③ 将所有材料放入锅中，加1200毫升水大火煮开后，转小火煮约2小时，加盐调味即可食用。

滋补保健功效
苦瓜的营养成分包括膳食纤维和多种矿物质等，其维生素C的含量居瓜类之冠。孕妇常吃，有清热、消暑、解毒、抗氧化的功用。

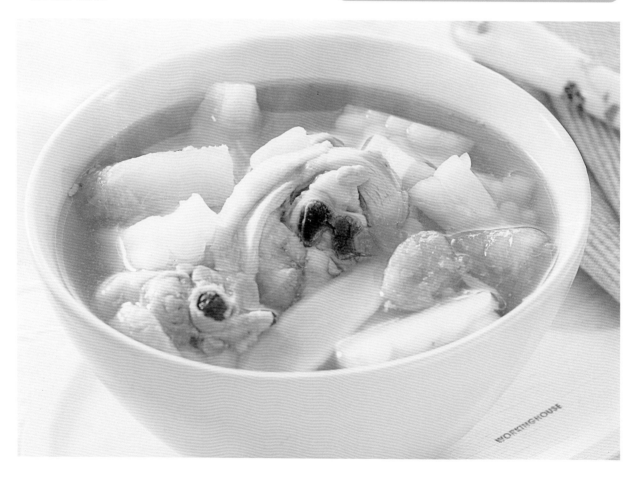

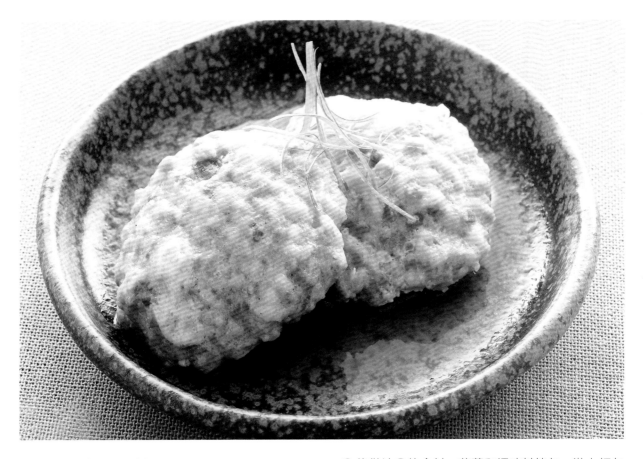

香烤鸡肉饼

补充营养＋消除疲劳

材料：
鸡胸肉150克，葱1/2根，蒜蓉、香菜各5克，鸡蛋1个，
葱丝少许

调味料：
盐1/4小匙，胡椒粉少许

做法：

❶ 鸡胸肉洗净剁碎；葱、香菜洗净切末；鸡蛋打散成
蛋汁。

❷ 将做法❶的食材、蒜蓉和调味料拌匀，淋上打匀
的蛋汁，放入已预热的烤箱中，以200℃烤约40分
钟，撒上葱丝即可。

滋补保健功效

鸡肉为理想的蛋白质来源，是怀孕后期兼顾营养和
控制体重的较佳食材；其富含 B 族维生素，具有消除疲
劳、保护皮肤的作用。

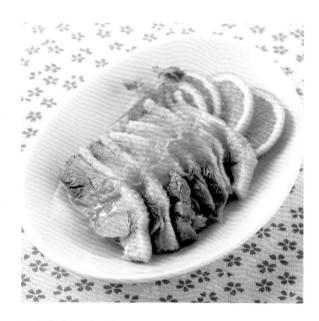

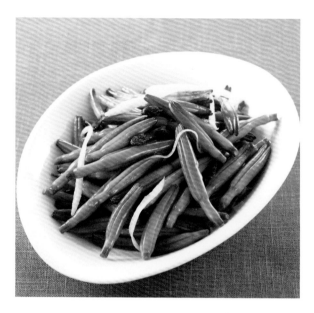

橙汁鸭胸
促进铁质吸收＋增加抵抗力

材料：

柳橙丝、芹菜叶各少许，鸭胸200克，柳橙片10片

调味料：

柳橙汁、橄榄油各2大匙，白糖适量

做法：

❶ 鸭胸皮面上切交叉斜刀。

❷ 热油锅，将鸭胸皮面朝上，以小火煎至金黄色后，翻面煎熟，起锅切成片状摆盘。

❸ 将柳橙汁、白糖以小火煮至浓稠，淋在鸭胸肉片上，用芹菜叶装饰，用柳橙片摆盘，撒上柳橙丝即可。

滋补保健功效

　　柳橙含丰富的维生素 C，可强化血管功能，增强孕妇体力、消除疲劳，并能促进铁质的吸收，增强抗病能力。

枸杞子炒金针菜
高铁养血＋舒缓情绪

材料：

枸杞子20克，新鲜金针菜200克，姜丝10克

调味料：

盐1/4小匙，橄榄油1大匙

做法：

❶ 枸杞子洗净泡软备用。

❷ 新鲜金针菜去蒂洗净，滚水焯烫后捞出，浸泡在冷水中，备用。

❸ 热油锅，爆香姜丝，放入枸杞子、金针菜拌炒，加盐调味即可。

滋补保健功效

　　金针菜的铁质含量很高，是非常适合孕妇补血的食材，还具有利尿、解压、消肿等功效。

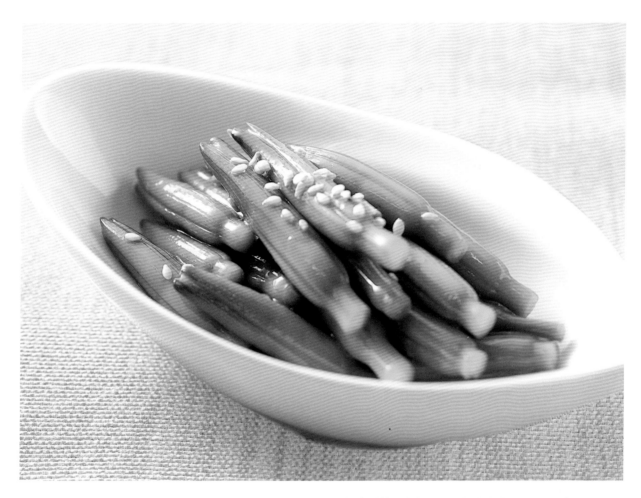

凉拌金针菜

利尿消肿＋补铁补血

材料：

新鲜金针菜300克，白芝麻少许

调味料：

橄榄油、白醋各1/2大匙，盐1/4小匙

做法：

① 所有调味料拌匀做成酱汁，放入冰箱冰镇。

② 金针菜洗净氽烫，再泡冰水冰镇后，沥干备用。

③ 金针菜上撒上白芝麻，蘸冰镇的酱汁食用。

滋补保健功效

　　金针菜含有丰富的钙、铁、蛋白质，具有补血、利尿消肿、促进胆固醇代谢的功效，很适合孕妇食用。

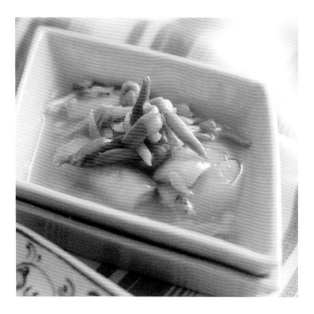

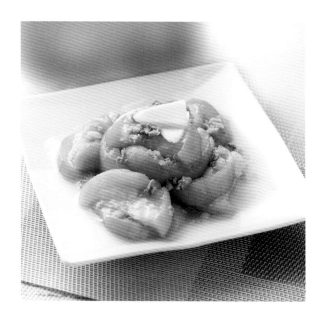

金针菜烩丝瓜
利尿消肿＋止咳化痰

材料：

金针菜50克，丝瓜条300克，虾米5克

调味料：

盐少许，米酒、香油各1/2小匙，橄榄油、淀粉各2小匙

做法：

① 金针菜洗净焯烫备用。

② 热油锅，加虾米炒香。

③ 续入丝瓜条、1/4杯的水一同烧煮。

④ 加入金针菜及其余调味料煮滚即可。

滋补保健功效

　　丝瓜水分含量高，并有丰富的维生素C，可提升免疫力；其中的皂苷有止咳化痰作用。金针菜具有利尿、消肿、凉血止血等功效。

肉末炒丝瓜
帮助消化＋改善便秘

材料：

丝瓜250克，猪肉馅100克，姜20克

调味料：

低钠酱油2小匙，胡椒粉1/6小匙，白糖1/4小匙，橄榄油2小匙

做法：

① 丝瓜洗净，去皮切片；姜洗净带皮切末，备用。

② 热油锅，加姜末爆香。

③ 放入猪肉馅及其余调味料，拌炒至6分熟。

④ 加入丝瓜及水，焖煮至熟即可。

滋补保健功效

　　丝瓜含有B族维生素、维生素C、钠等，可以利水消肿；所含膳食纤维和多糖体可清除肠壁杂质，帮助消化、改善便秘。

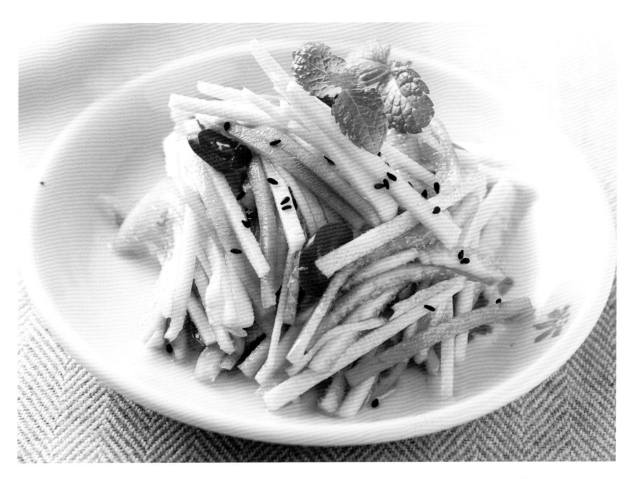

凉拌丝瓜竹笋

清洁肠道＋利水消肿

材料：
丝瓜、竹笋各100克，红辣椒圈少许，黑芝麻少许，薄荷叶几片

调味料：
酱油1大匙，陈醋、香油各1小匙

做法：

❶ 丝瓜、竹笋洗净，去皮切丝。

❷ 丝瓜、竹笋、红辣椒圈放入大碗中，加入所有调味料拌匀，撒上黑芝麻和薄荷叶即可。

滋补保健功效

丝瓜有极佳的解毒功效，还可以利尿消肿；竹笋的膳食纤维能清洁肠道，并有助于净化血液，提高人体的抗病能力。

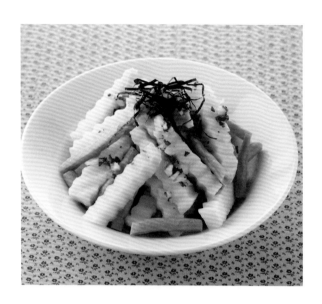

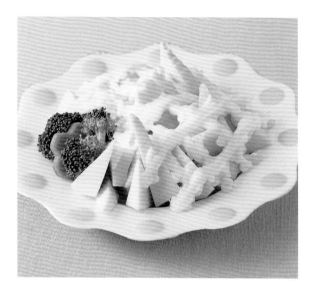

四季豆炒鲜笋
清热除烦＋消除便秘

材料：

四季豆120克，海苔2片，鲜竹笋200克，蒜蓉10克，红辣椒末2克

调味料：

盐、白糖各1/4小匙，柠檬汁1大匙

做法：

① 鲜竹笋剥去外壳，切粗条备用；海苔剪成细丝备用。

② 四季豆洗净，与鲜竹笋焯烫捞起，放入水中冷却，沥干盛盘。

③ 做法②的食材加入蒜蓉、红辣椒末和调味料拌匀，撒上海苔丝即可。

滋补保健功效

竹笋富含膳食纤维，可以促进胃肠蠕动，预防便秘；还能清热除烦、利水消肿。

鲜笋沙拉
高纤低脂＋清洁肠道

材料：

竹笋120克，西蓝花、胡萝卜片各少许

调味料：

蛋黄酱适量

做法：

① 竹笋洗净，放入滚水中煮约20分钟。

② 将煮熟的竹笋去皮切小块，放凉后盛盘，将蛋黄酱淋在竹笋上，用西蓝花、胡萝卜片装饰即可。

滋补保健功效

竹笋中的膳食纤维能清洁肠道；维生素 C 可增强抵抗力。竹笋高纤低脂，有助于怀孕后期控制体重。

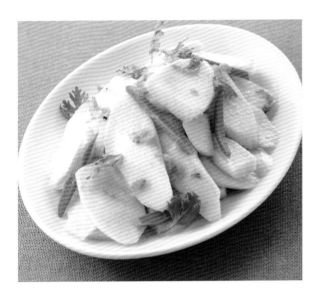

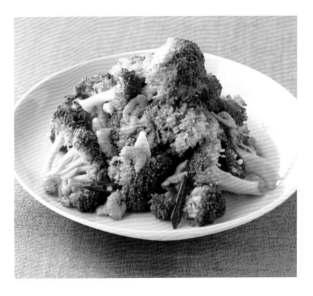

蒜香茭白

高纤低热量＋补充营养

材料:

茭白300克，樱花虾100克，蒜蓉、胡萝卜各30克，香菜叶少许

调味料:

盐1/4小匙，胡椒粉1小匙，橄榄油1大匙

做法:

① 茭白洗净切片；胡萝卜洗净切条状备用。

② 热油锅，爆香蒜蓉，加入樱花虾、茭白、胡萝卜和调味料拌炒均匀，撒上香菜叶即可。

滋补保健功效

茭白热量低，膳食纤维含量丰富，有钙、磷、铁、维生素A、维生素B₁、维生素B₂、维生素C等营养素，是怀孕后期兼顾营养与热量摄入的健康食材。

开洋西蓝花

补充钙质＋防癌抗癌

材料:

虾米25克，蒜3瓣，西蓝花200克，红辣椒1/2根

调味料:

盐、白糖各1/4小匙，米酒1/2大匙，橄榄油1小匙，香油1/6小匙

做法:

① 蒜去皮切片；红辣椒洗净切圈；西蓝花洗净切小朵，焯烫后捞起沥干。

② 热油锅，爆香蒜片、红辣椒圈，加虾米、西蓝花、1大匙水炒匀。

③ 续加盐、白糖、米酒煮滚，盛盘，再淋上香油即可。

滋补保健功效

虾米含蛋白质、钙、甲壳素，有助补充钙质，预防骨质疏松；西蓝花含槲皮素、类黄酮等，具有抗癌的效果，还可以抗氧化。

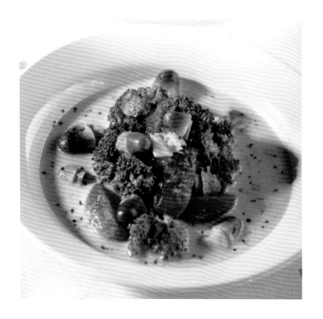

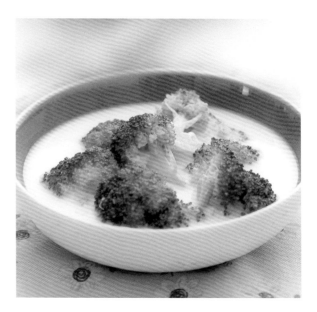

奶油草菇西蓝花

补充元气+消除疲劳

材料：

草菇100克，西红柿1个，牛奶200毫升，奶油1小匙，西蓝花200克

调味料：

盐1/2小匙，白糖1/4小匙，橄榄油2小匙

做法：

① 草菇洗净；西红柿洗净切块；西蓝花洗净切小朵备用。

② 奶油入油锅，加入做法①的食材炒匀后，续入牛奶搅拌。

③ 加入调味料，再翻炒2分钟左右即可。

滋补保健功效

　　草菇具有抗氧化作用，能修复细胞组织，保护肌肤，同时具有消除疲劳、增强抵抗力的功效，能使孕妇保持体力充沛。

牛奶西蓝花

预防感染+美肤抗衰

材料：

西蓝花200克，脱脂高钙牛奶200毫升

调味料：

盐、水淀粉各1小匙，橄榄油3大匙

做法：

① 西蓝花去除根、茎、叶后，切成块状、洗净，以滚水煮熟后，捞出。

② 将2大匙的橄榄油放入锅中，依序放入牛奶、盐、西蓝花，一起煮沸。

③ 再以水淀粉勾芡，最后加入1大匙的橄榄油拌匀即可食用。

滋补保健功效

　　牛奶可滋润肌肤，补充蛋白质；西蓝花富含维生素C和类黄酮等抗氧化物质，能预防孕妇感染疾病。

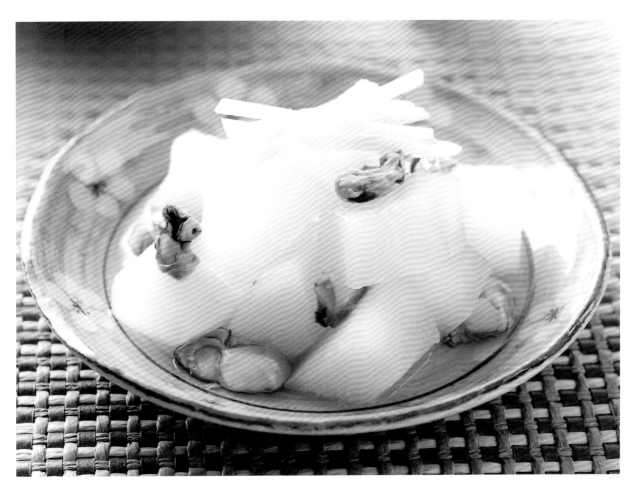

冬瓜炒牡蛎
补充钙质＋控制体重

材料：

冬瓜200克，牡蛎肉80克，姜丝30克

调味料：

低盐酱油2小匙，白糖1/2小匙，盐1/4小匙

做法：

❶ 牡蛎肉用盐水泡洗，再用流水洗净沥干。

❷ 冬瓜洗净，去皮去籽、切块，备用。

❸ 炒锅加120毫升水，续加入冬瓜和姜丝，煮至8分熟。

❹ 加入牡蛎肉和所有调味料煮匀即可。

滋补保健功效

　　冬瓜热量低，能增加饱腹感，有助怀孕后期控制体重。牡蛎富含磷脂类和钙、钠等营养素，有利于补充钙质，消除水肿。

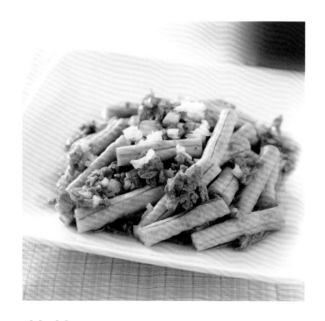

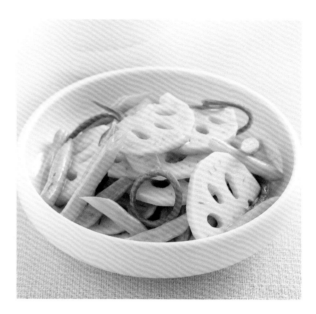

蒜蓉豇豆
补益气血＋强化骨骼

材料：

豇豆200克，蒜10克，牛肉100克

调味料：

酱油2小匙，胡椒粉1/6小匙，米酒、橄榄油各1小匙

做法：

① 豇豆洗净切小段；蒜洗净切碎；牛肉洗净切碎备用。

② 热油锅，爆香蒜蓉、碎牛肉。

③ 加入除橄榄油外的其余调味料略炒，放入豇豆段及少量水煮熟。

滋补保健功效

豇豆含丰富的膳食纤维、叶酸、钙、铁、维生素C等营养素，不仅可帮助牙齿、骨骼发育，并有补血、抗氧化的功效。牛肉有补益气血的作用。

莲藕炒四季豆
预防贫血＋除烦解渴

材料：

莲藕150克，红辣椒1/2根，四季豆75克，高汤1/2杯

调味料：

盐1小匙，橄榄油2小匙

做法：

① 莲藕洗净，去皮切片；四季豆洗净去粗丝，切段；红辣椒洗净切丝。

② 热油锅，加入莲藕片、红辣椒丝、高汤和盐，熬煮5分钟。

③ 加入四季豆，煮至汤汁收干即可。

滋补保健功效

莲藕有清热、解渴、润肺的功效。所含的黏液蛋白可促进蛋白质的吸收；且其铁质丰富，可补血。

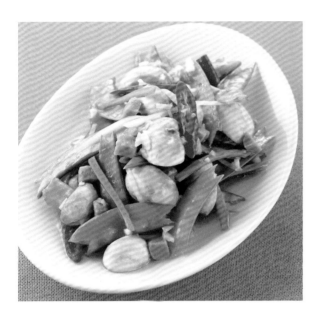

豌豆炒蘑菇
通利小便＋预防便秘

材料：

豌豆100克，蘑菇100克，火腿丁20克，蒜蓉、红辣椒圈、姜丝、胡萝卜丝各5克

调味料：

盐1/4小匙，米酒1小匙，橄榄油1大匙

做法：

① 蘑菇洗净切片；豌豆洗净去侧茎硬丝。

② 汤锅加260毫升水，水滚后放入蘑菇煮约30秒，续入豌豆，水滚捞起。

③ 热油锅，爆香蒜蓉、红辣椒圈、姜丝、米酒后，放入胡萝卜丝、做法②的食材略炒，加盐调味即可。

滋补保健功效

豌豆可利小便；蘑菇含膳食纤维丰富，具有润肠通便的功效。此道菜肴营养丰富，并能促进孕妇的新陈代谢。

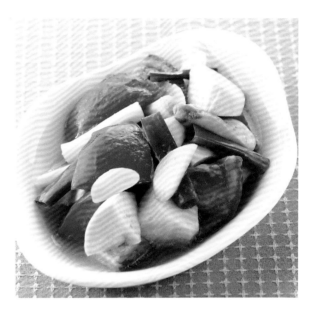

红茄杏鲍菇
抗氧化＋增加抵抗力

材料：

西红柿2个，杏鲍菇2朵，蒜片、葱段各5克

调味料：

盐1/4小匙，橄榄油1大匙

做法：

① 西红柿、杏鲍菇洗净切块，备用。

② 热油锅，爆香蒜片、葱段，放入西红柿块后，加100毫升水烹煮，续入杏鲍菇翻炒，加盐调味即可。

滋补保健功效

西红柿含有益于人体的番茄红素、维生素及多种矿物质，可有效抗氧化；杏鲍菇富含多糖体，可增强抵抗力。此道菜能增强孕妇体质。

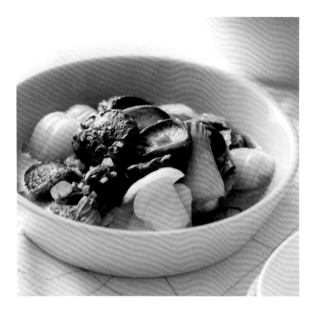

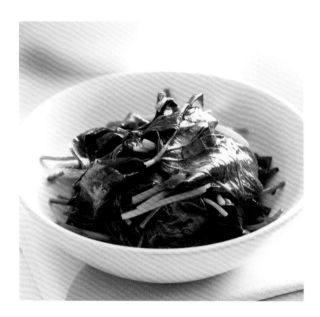

鲜菇烩上海青
促进胎儿发育＋强壮骨骼

材料：
上海青250克，葱段适量，盐水100毫升，高汤300毫升，新鲜香菇10朵

调味料：
盐适量，橄榄油1大匙

做法：
① 香菇泡盐水10分钟后，洗净去蒂。
② 锅内加水煮沸后加少许盐，放入上海青烫软捞起。
③ 热油锅，爆香葱段后放入香菇，加盐拌炒，再倒入高汤同煮，至汤汁略收，淋在上海青上即可。

滋补保健功效
　　上海青含有丰富的维生素C、钙和叶酸，有助胎儿发育，且有助于维持胎儿牙齿、骨骼强壮；其中的维生素A对保护眼睛有极佳的作用。

清烫红薯叶
抗氧化＋高纤排毒

材料：
红薯叶100克

调味料：
香油、酱油各1小匙，白醋2小匙

做法：
① 红薯叶洗净，放入滚水中焯烫取出。
② 将所有调味料拌匀后，加入红薯叶中搅拌均匀即可。

滋补保健功效
　　红薯叶含有大量的膳食纤维，可增加饱腹感，且含多种抗氧化物，具有很好的排毒效果。

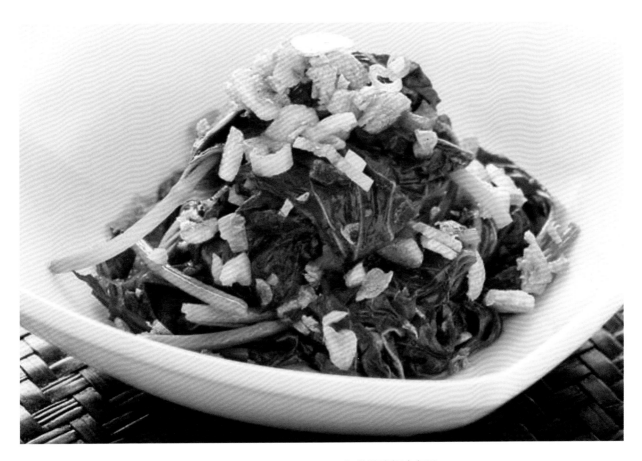

蒜香红薯叶
预防便秘＋保护视力

材料：
红薯叶300克，蒜3瓣，葱花少许

调味料：
Ⓐ 酱油膏、水各1大匙，白糖1小匙
Ⓑ 橄榄油1大匙

做法：
❶ 将红薯叶挑掉粗茎后洗净，用滚水焯烫至熟，捞起装盘备用。

❷ 蒜洗净切末备用。

❸ 热油锅，以小火炒香蒜蓉，再加入调味料Ⓐ煮滚即可熄火。

❹ 将做法❸的食材直接淋至红薯叶上，撒上葱花，食用前拌匀。

滋补保健功效

红薯叶富含膳食纤维，热量低；其丰富的维生素A可维持皮肤、呼吸道及消化道等部位的上皮组织健康，并保护视力。

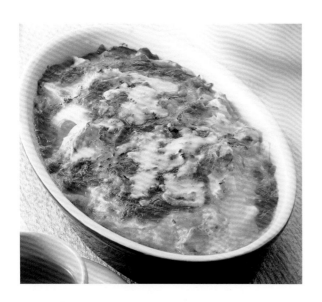

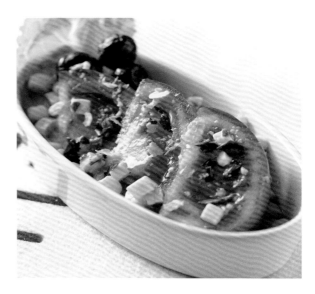

奶油焗白菜
通便排毒＋补充钙质

材料：

大白菜300克，洋菇片20克，奶酪丝100克，高汤500毫升，奶油1大匙

调味料：

盐1/4小匙

做法：

① 大白菜洗净切大片，放入煮滚的高汤中，以中小火烫煮变软，捞出沥干，再放入焗烤盘备用。

② 将奶油、盐、洋菇片加入大白菜盘中拌匀，撒上奶酪丝，移入预热的烤箱中，以上火或下火200℃烘烤，至表面呈金黄色即可。

滋补保健功效

　　大白菜膳食纤维丰富，有助肠胃蠕动；其中丰富的维生素 A、维生素 C 可保护细胞结构与功能。奶酪含钙丰富，可以补充钙质。

西红柿奶酪沙拉
强化骨骼＋帮助胎儿发育

材料：

西红柿2个，罗勒叶、玉米粒、奶酪各50克，葱1根

调味料：

橄榄油、白醋各2小匙，白糖1小匙，黑胡椒粉1/6小匙

做法：

① 所有材料洗净。罗勒叶、奶酪、葱均切碎；西红柿切片状。

② 将玉米粒、西红柿片摆入盘中，再撒上罗勒叶、奶酪和葱末。

③ 将调味料混匀后，淋入做法②的食材上，即可食用。

滋补保健功效

　　奶酪含蛋白质、钙、B 族维生素等多种营养素，是促进胎儿骨骼、牙齿发育的重要来源，且有助于胎儿神经系统发育。

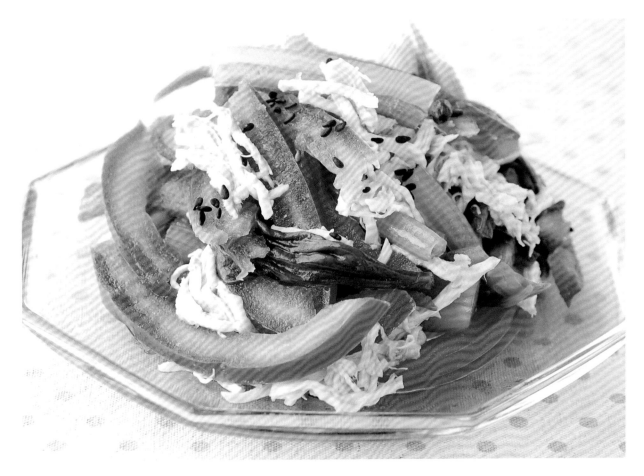

红茄绿菠拌鸡丝

有助消化＋补血养血

材料：

西红柿2个，菠菜100克，鸡胸肉250克，姜丝、黑芝麻各适量

调味料：

盐、酱油、白糖、香油各适量

做法：

❶ 菠菜洗净切段；西红柿洗净、去皮去籽、切薄片。

❷ 汤锅加水煮滚，将菠菜段、鸡胸肉依序烫熟后，将鸡胸肉撕成细丝备用。

❸ 在碗中放入鸡胸肉丝、菠菜段、西红柿片、姜丝，加入所有调味料拌匀，撒上黑芝麻即可食用。

滋补保健功效

菠菜可补血、助消化；鸡胸肉可健胃、增气力；西红柿富含抗氧化营养物质。此料理有利于补血养血，维持好气色。

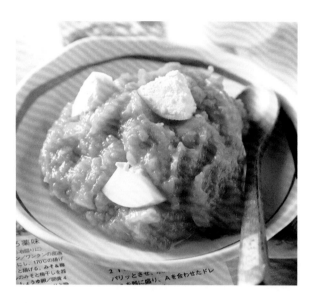

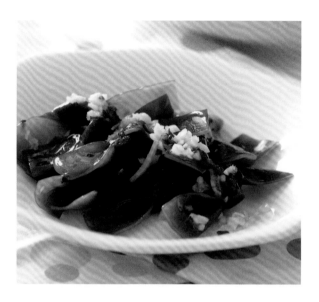

南瓜胡萝卜泥
保养皮肤＋帮助消化

材料：
南瓜200克，胡萝卜30克，土豆250克

调味料：
盐少许

做法：
① 南瓜、胡萝卜、土豆洗净后去皮、切块，备用。
② 将做法①的食材放入电饭锅中，外锅加3杯水蒸煮，待变软即可取出。
③ 搅碎成泥，加盐拌匀后即可食用。

芝麻拌海带芽
使排便顺畅＋补充营养

材料：
海带芽150克，芝麻10克，蒜蓉5克，红辣椒1根

调味料：
白糖1小匙，香油少许，盐适量

做法：
① 海带芽洗净切小段；红辣椒洗净切细末，备用。
② 汤锅加水煮滚，放入海带芽焯烫后沥干。
③ 将海带芽、芝麻、辣椒末、蒜蓉及调味料搅拌均匀即可。

滋补保健功效

南瓜富含维生素 A、B 族维生素，不仅对视力有良好的保健功效，也有益于皮肤保养，还能帮助消化，使排便顺畅。

滋补保健功效

海带芽含有钙、铁、碘等人体所需的矿物质，且富含可溶性膳食纤维，能帮助孕妇排便顺畅。

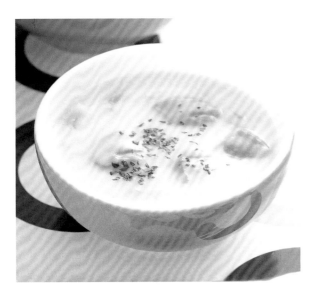

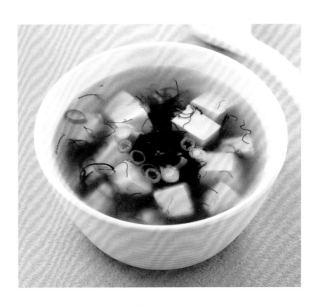

蘑菇燕麦浓汤

提高免疫力＋滋润肌肤

材料：

蘑菇40克，胡萝卜丁10克，燕麦15克，牛奶100毫升，
奶油1/4小匙

调味料：

盐1/4小匙，黑胡椒粉少许

做法：

1. 奶油放入锅中煮溶，加入牛奶及150毫升水煮成汤
   底，并加盐调味。
2. 将蘑菇洗净切片、胡萝卜丁烫熟沥干，备用。
3. 把蘑菇片、胡萝卜丁、燕麦加入做法①的食材，拌匀
   煮熟，撒上黑胡椒粉即可食用。

滋补保健功效

　　牛奶含有人体所需的优质蛋白质、钙、维生素 A，
能提升免疫力，具有滋润肌肤、预防骨质疏松的作用，
可增强孕妇抵抗力。

发菜豆腐羹

营养高钙＋增强抵抗力

材料：

嫩豆腐1块，发菜50克，葱花10克，高汤500毫升

调味料：

盐1/4小匙，水淀粉1小匙，香油少许

做法：

1. 豆腐洗净切小块；发菜泡水后沥干。二者一起放入滚
   水中焯烫后捞起。
2. 汤锅加入高汤煮滚，放入豆腐块、发菜，加盐调味。
3. 加入水淀粉勾薄芡，撒入葱花，淋上香油即可。

滋补保健功效

　　豆腐含有丰富的蛋白质、维生素 B_1、维生素 B_2、钙，
易被人体吸收，且有增强抵抗力的作用。豆腐高钙营养的
特性，十分适合孕妇食用。

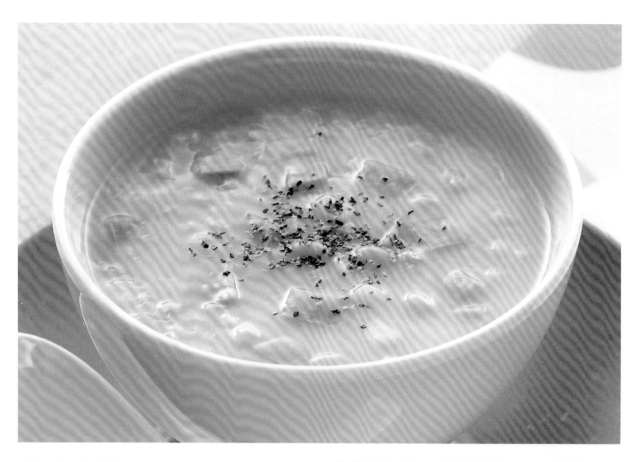

玉米浓汤

抗氧化＋促进胎儿大脑发育

材料：

玉米酱30毫升，洋葱丝10克，玉米粒、火腿各30克，土豆50克，高汤300毫升，奶油1大匙

调味料：

盐1/4小匙，黑胡椒粉适量

做法：

① 火腿切丁；土豆洗净去皮，煮软、切块，与高汤加入果汁机中，打成泥状。

② 热锅加入奶油，待奶油溶化后，放入土豆泥拌匀成浓汤状。

③ 续入洋葱丝、火腿丁、玉米酱、玉米粒煮沸，加入调味料拌匀即可。

滋补保健功效

玉米中的维生素 E 可防止皮肤病变，还可以抗氧化、防衰老。玉米则富含有利于胎儿大脑细胞发育的卵磷脂和不饱和脂肪酸。

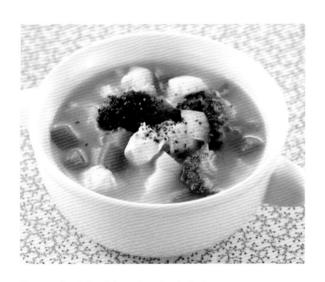

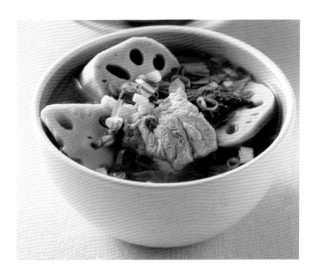

奶酪蔬菜鸡肉浓汤
强化骨骼＋健胃整肠

材料：
西蓝花、洋葱、土豆、胡萝卜、鸡胸肉各50克，牛奶100毫升，奶酪180克，奶油3大匙

调味料：
盐1/4小匙，黑胡椒粉少许

做法：
❶ 西蓝花洗净去梗，与其他食材一起切丁；奶酪切小块。
❷ 热锅用奶油将洋葱丁炒软，放入土豆丁、胡萝卜丁炒匀，加1000毫升水煮15分钟。
❸ 接着放入鸡丁、牛奶、西蓝花、奶酪煮10分钟，加盐、黑胡椒粉调味即可。

滋补保健功效

　　奶酪中所含的乳酸菌有助于健胃整肠；丰富的钙质有助于强化胎儿牙齿及骨骼，提供孕妇所需的营养。

莲藕雪里蕻汤
强健骨骼＋增强免疫力

材料：
莲藕150克，排骨100克，雪里蕻30克，葱1根，姜3克

调味料：
橄榄油1大匙，盐、绍兴酒各1/4小匙

做法：
❶ 莲藕洗净去皮切大块；雪里蕻洗净切小丁；排骨洗净切块；葱洗净切葱花；姜洗净切末。
❷ 热油锅，爆香姜末，加入盐、绍兴酒、莲藕，续炒到莲藕熟透。
❸ 加水600毫升，放入雪里蕻、排骨，煮30分钟后加入葱花即可。

滋补保健功效

　　排骨营养丰富，含有蛋白质、钙、磷、铁、维生素 B_1 和锌等营养素，具有益气力、健体魄，以及强健骨骼的作用，还能有效增强免疫力。

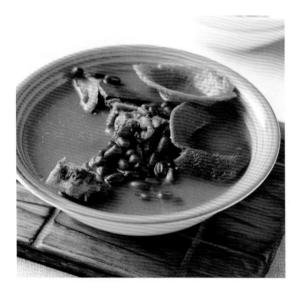

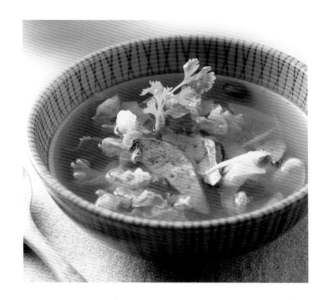

红豆排骨汤

改善水肿+强健骨骼

材料：

排骨100克，红豆40克，陈皮1小块

调味料：

盐1/4小匙

做法：

① 所有材料洗净。排骨汆烫后捞出沥干；陈皮泡软；红豆泡水4个小时。

② 所有材料放入锅中，加适量水，以大火煮滚后转小火，再炖煮1小时。

③ 加盐调味即可。

滋补保健功效

红豆含蛋白质、多种维生素与矿物质，具有利尿的功效。排骨脂肪含量低，富含钙、铁等营养素，可以强健骨骼。此道汤品能改善孕妇水肿现象。

枸杞子银耳猪肝汤

补肝明目+预防贫血

材料：

猪肝150克，枸杞子、银耳各10克，葱段、姜片、芹菜叶各适量

调味料：

盐、酱油、米酒、淀粉各适量

做法：

① 猪肝洗净切片，用酱油、淀粉腌渍入味；银耳洗净、去蒂，掰小朵后泡软备用。

② 锅中加水煮滚后，放入银耳、猪肝、枸杞子、葱段、姜片、米酒一起烧煮，煮至猪肝熟透，最后加盐调味，撒上芹菜叶即可。

滋补保健功效

常喝枸杞子银耳猪肝汤，有补肝明目、增强体力、舒缓眼睛疲劳干涩、补血的作用，还能预防夜盲、黑眼圈、视力减退、贫血等症状。

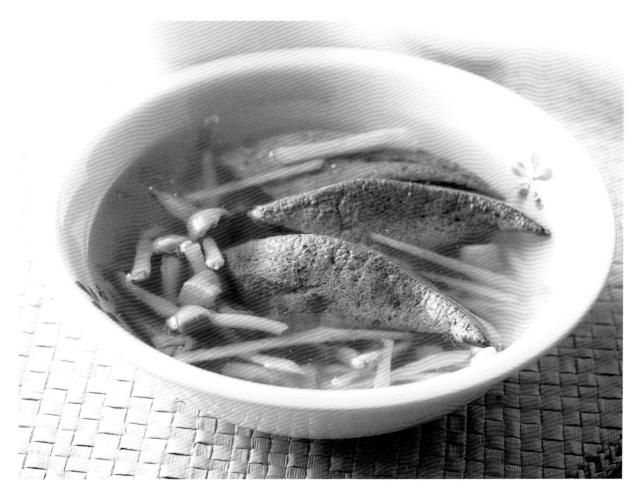

金针花猪肝汤

利尿消肿+稳定情绪

材料：
干金针花30克，猪肝片150克，嫩姜3片，高汤2杯

调味料：
香油1/4小匙，盐1小匙，水淀粉2小匙

做法：
❶ 干金针花、猪肝片洗净。干金针花泡水15分钟，捞
起，再用清水冲洗一次；嫩姜片切丝；猪肝片余烫后
冷却备用。

❷ 高汤倒入锅中，加盐、姜丝和金针花煮沸，转小火续
煮2分钟。

❸ 放入猪肝片，煮滚后以水淀粉勾芡，淋上香油即可。

滋补保健功效

金针花有平肝、利尿、宁心的作用；猪肝具明目、
补血的功效。此道汤品可帮助孕妇恢复体力、稳定情绪。

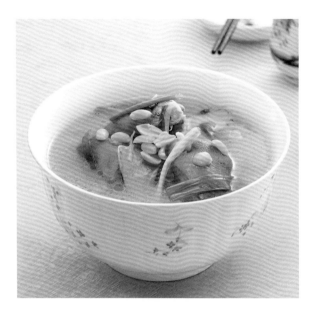

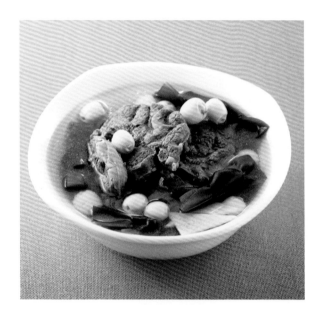

花生猪脚汤

补充胶原蛋白＋滋润肌肤

材料：

花生150克，猪脚300克

调味料：

盐1/4小匙

做法：

❶ 花生洗净、沥干；猪脚洗净剁块，汆烫捞起，备用。

❷ 将花生、猪脚入锅，加1200毫升水，大火煮开后以盐调味，再转小火炖煮1小时即可。

滋补保健功效

猪脚富含胶原蛋白和弹性蛋白，可滋润肌肤，使肌肤保有弹性。此汤品亦有助于产后通乳及乳汁分泌。

海带炖牛肉

健脾养胃＋补血

材料：

海带120克，牛腱肉300克，莲子20克，姜3片

调味料：

盐1/4小匙

做法：

❶ 牛肉汆烫去血水、切块；海带、莲子分别泡软，备用。

❷ 汤锅加600毫升水煮沸，放入牛肉、姜片熬煮1个小时，再加入海带、莲子煮20分钟，加盐调味即可。

滋补保健功效

海带中的碘含量丰富；其中的维生素 B_{12} 是人体主要的造血元素之一；牛肉可补益脾胃，同时也可以增气力、补血。

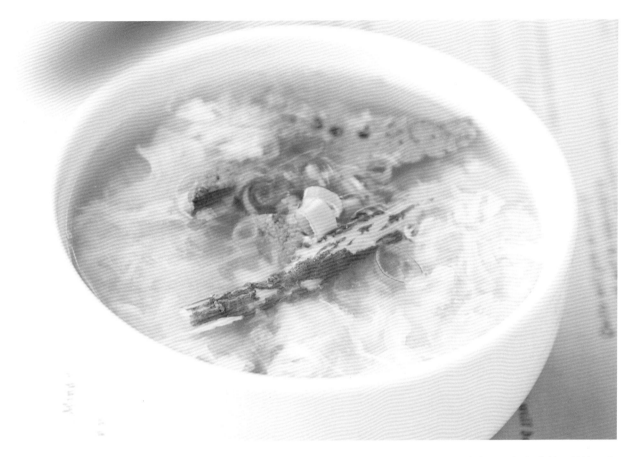

当归猪肝羹

保护肝脏＋改善血液循环

材料：
猪肝100克，鸡蛋2个，当归10克，葱花、姜片各适量

调味料：
酱油、米酒、淀粉各适量，橄榄油1小匙

做法：
❶ 猪肝洗净切片，加入酱油、淀粉腌渍入味；把当归、水放入锅中，熬煮成药汁。

❷ 热油锅，放入猪肝炒至变色后，加入葱花、姜片、米酒拌炒。

❸ 加水及药汁煮滚后，倒入打好的蛋汁，再度煮滚即可。

滋补保健功效

此道药膳有保护肝脏、改善血液循环的功效；但因当归有活血的作用，孕妇应视体质谨慎食用。

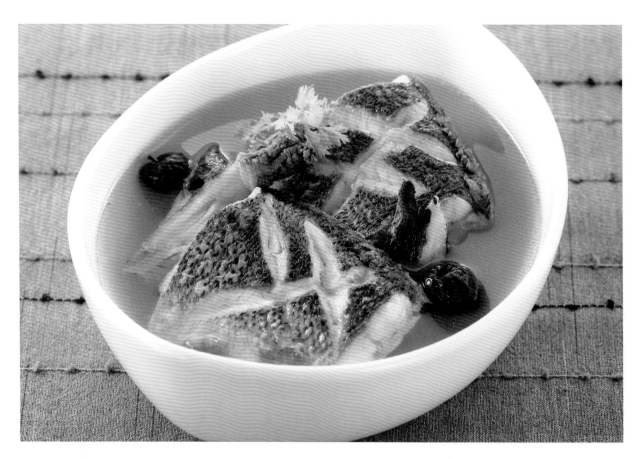

参芪鲈鱼汤
健脾养气＋促进血液循环

材料：
黄芪、党参各25克，红枣6颗，鲈鱼块300克，姜丝10克，葱段5克，姜4片，高汤250毫升，香菜叶少许

调味料：
米酒1小匙，盐1/4小匙，香油2大匙

做法：
① 所有材料洗净。黄芪、党参、红枣加水750毫升，以小火煮20分钟。

② 香油热锅，加姜片爆香后，取出姜片，放入鲈鱼块略煎。

③ 将做法①中的食材、高汤、米酒和鲈鱼块煮熟后，放入葱段、姜丝略煮，加盐调味，撒上香菜叶即可。

滋补保健功效

黄芪能促进血液循环，补中益气；党参可健脾益气。此药膳汤品适合肠胃功能不佳、中气不足的孕妇食用。

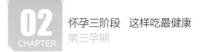

山药双菇汤

提高免疫力＋促进代谢

材料：
山药250克，杏鲍菇150克，香菇4朵，金针花、老姜、
当归、川芎、枸杞子各10克，莲子、红枣各10颗

调味料：
盐1/4小匙

做法：

① 所有材料洗净。金针花去蒂，焯烫后沥水；山药去
   皮，与杏鲍菇切块；老姜切片。

② 姜片、莲子、当归、红枣、川芎、枸杞子加1000毫
   升水煮滚，再转小火煮5分钟。

③ 再加入山药、杏鲍菇、香菇煮10分钟，熄火前放入金
   针花，加盐调味即可。

滋补保健功效

　　山药含有多种人体不能自行合成的氨基酸，具有提
高人体免疫力、促进胎儿发育等保健功效。此道汤品还
能促进新陈代谢、增强抵抗力。

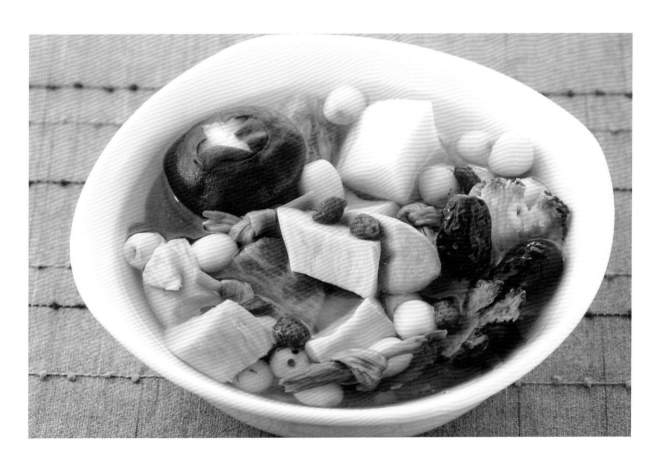

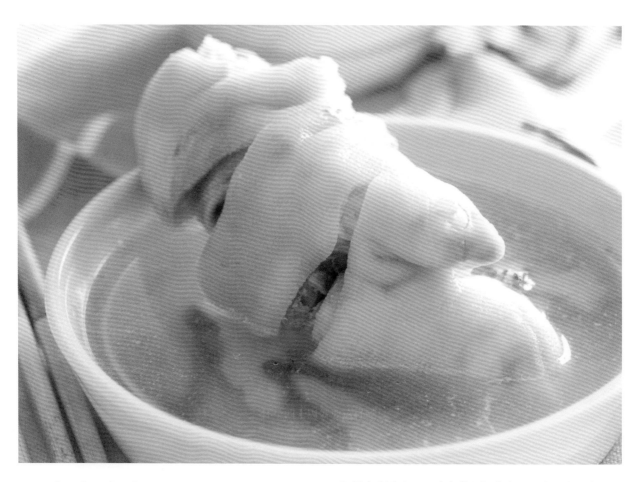

桑寄生猪脚汤
通乳＋滋润肌肤

材料：
桑寄生20克，猪脚300克

调味料：
盐适量

做法：
❶ 猪脚去毛洗净，切成块状，氽烫捞起后用冷水冲洗，备用。

❷ 桑寄生洗净，和猪脚放入锅中煮汤，先以大火煮滚，再改用小火煲煮3小时，加盐调味即可。

滋补保健功效

猪脚富含胶原蛋白，可补充及促进合成人体中的胶原蛋白，能滋润肌肤，并有助产后通乳及乳汁分泌，适合孕妇食用。

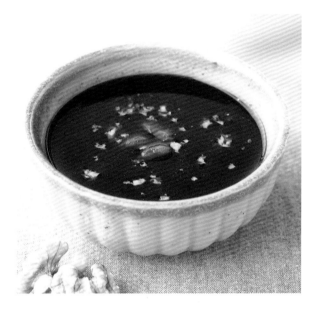

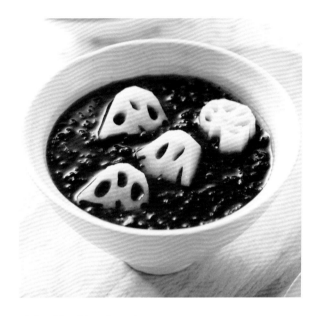

核桃仁紫米粥

健脑益智＋改善贫血

材料：
紫米150克，核桃仁40克，枸杞子20克，红枣碎少许

调味料：
冰糖1大匙

做法：
① 紫米洗净浸泡一晚。
② 紫米加800毫升水以大火煮开，续转小火煮到熟烂，加入核桃仁、枸杞子、红枣碎煮约10分钟，再以冰糖调味即可。

滋补保健功效

　　核桃仁能健脑、提升记忆力；紫米含铁质等多种矿物质，有补血功效，并富含多不饱和脂肪酸，有利于胎儿脑细胞发育。

莲藕紫米粥

红润气色＋预防便秘

材料：
紫米100克，莲藕80克量

调味料：
冰糖1大匙

做法：
① 紫米泡水3个小时；莲藕洗净切小块。
② 汤锅加水煮滚，再放入紫米，煮至8分熟。
③ 续入莲藕块煮熟，最后以冰糖调味即可。

滋补保健功效

　　紫米含铁量远高于其他谷类，有助孕妇红润气色；且富含膳食纤维，能促进肠道蠕动，预防孕期便秘。搭配莲藕食用，可改善贫血等症状。

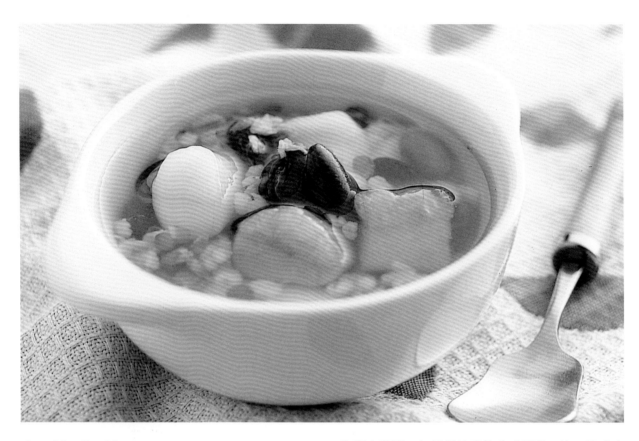

红薯山药圆

保护胃壁＋预防便秘

材料:

山药泥、红薯泥各250克，熟薏仁、花豆各30克，熟绿豆20克

调味料:

糖水适量，淀粉130克，红薯粉240克

做法:

① 取1/4的淀粉、红薯粉120克和红薯泥，以烫面法揉成团，切小份，搓成长条，并将条状面团切成一口大小，即成红薯圆。

② 用山药泥，如同做法①的方式再做一次，即成山药圆。

③ 将红薯圆、山药圆煮熟，加入糖水及剩余材料略煮即可。

滋补保健功效

山药含有糖蛋白成分，可以保护胃壁及增进食欲，加强肠胃消化功能。红薯含丰富的膳食纤维，能润肠通便，预防便秘。

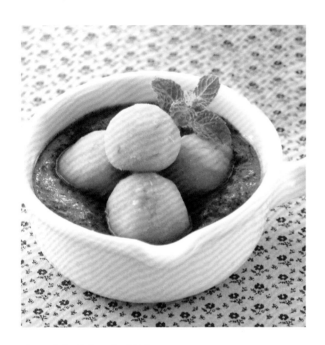

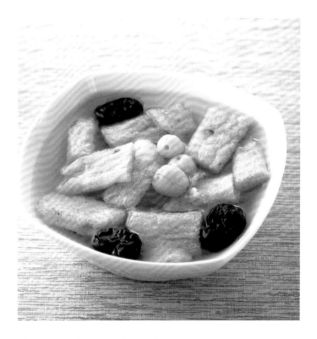

红薯芝麻露
增强体力＋促铁吸收

材料：
红薯350克，黑芝麻粉10克，黄豆粉20克，薄荷叶少许

调味料：
黑糖1大匙

做法：
① 红薯洗净，蒸熟后用挖球器挖出几个红薯球。
② 将黑芝麻粉、黄豆粉放入果汁机中，加入120毫升开水及黑糖，打至材料细碎成汁，加入红薯，用薄荷叶装饰即可。

滋补保健功效
红薯富含维生素 A、维生素 C，有助于抗氧化；黑芝麻的维生素 E 丰富，与富含维生素 C 的食材搭配食用，可加强铁的吸收，有助于胎儿造血。

竹荪莲子汤
安神安胎＋健脾益气

材料：
竹荪50克，莲子160克，红枣6颗

调味料：
冰糖1大匙

做法：
① 竹荪泡水约1个小时，再以热水焯烫、洗净、切段。
② 汤锅加入所有材料及500毫升水煮开，加冰糖调味即可。

滋补保健功效
竹荪可健脾益气；红枣可安神养血，经常食用有助于增强免疫功能；莲子能清心除烦、安神安胎，适合孕妇食用。

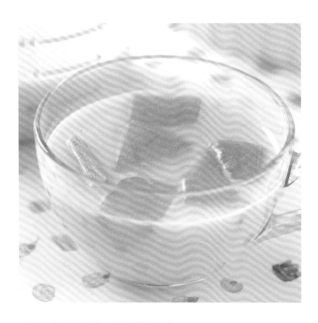

木瓜银耳甜汤
平衡酸碱水平＋预防便秘

材料：
木瓜300克，银耳1朵

调味料：
冰糖1大匙

做法：
① 木瓜去皮去籽，切小块；银耳用热水泡软，备用。
② 汤锅放入所有材料及1000毫升水，以中小火煮1.5个小时，加冰糖调味即可。

滋补保健功效

　　木瓜含胡萝卜素、维生素A、B族维生素、维生素C、钙、钾、铁、木瓜酵素等营养素，可平衡人体酸碱水平，预防便秘，提高免疫力。

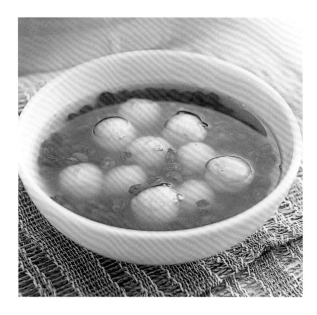

枸杞子红豆汤圆
改善气色＋利水消肿

材料：
枸杞汁20毫升，红豆100克，糯米粉150克

调味料：
白糖1/2小匙

做法：
① 糯米粉和白糖拌匀。
② 枸杞汁和60毫升水一起加热，煮滚后倒入做法①的食材，揉成团，并分成小块，再揉成汤圆。
③ 红豆浸泡后加水煮成红豆汤；另将汤圆煮熟加入红豆汤中即可。

滋补保健功效

　　就中医观点而言，红豆能治湿痹、利肠胃、消水肿。搭配枸杞子制成甜品，对改善气色、消除水肿有助益。

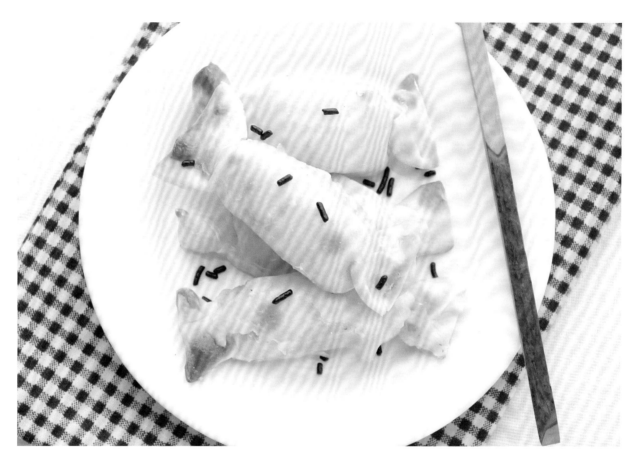

焗烤香蕉奶酪卷

改善便秘＋利水消肿

材料：

水饺皮6张，香蕉2根，鸡蛋1个，奶酪2片，巧克力糖针少许

调味料：

柠檬汁2大匙，橄榄油1大匙

做法：

① 奶酪撕小片；香蕉去皮切丁，淋上柠檬汁；鸡蛋打散成蛋汁。

② 将香蕉和奶酪片包入水饺皮中，卷起扭转成糖果形状，并在表面涂上一层薄薄的蛋汁和橄榄油。

③ 烤盘涂抹橄榄油，排上香蕉卷，以180℃烤20分钟，撒上巧克力糖针即可。

滋补保健功效

奶酪富含钙质，可预防骨质疏松；香蕉含有丰富的钾、叶酸，可排出身体多余水分，改善便秘。

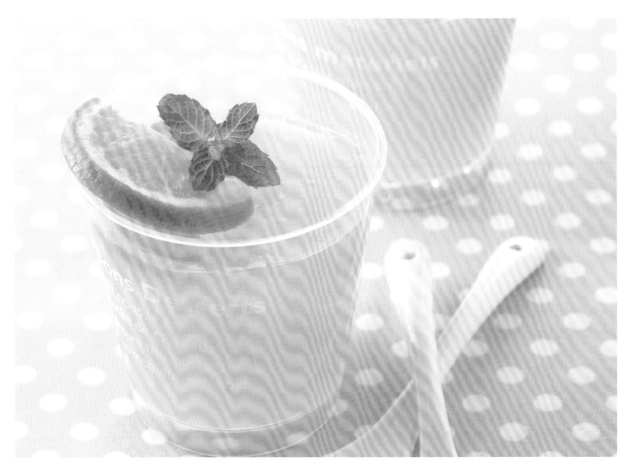

香橙布丁
健胃开胃＋预防便秘

材料：
柳橙汁390毫升，牛奶50毫升，明胶片2片，柳橙果粒50
克，柳橙片、薄荷叶各少许

调味料：
白糖3大匙

做法：
① 明胶片用水泡软，并挤干水分。

② 柳橙汁、柳橙果粒、白糖、牛奶倒入锅中煮沸后，加
入明胶片搅拌溶解。

③ 待降温之后，分装入玻璃容器内，放入冰箱冷藏待其
凝固，用柳橙片和薄荷叶装饰即可食用。

滋补保健功效

柳橙能健胃开胃，促进消化；其丰富的膳食纤维可
预防便秘；大量的维生素 C 具有增强抵抗力、预防感冒
的作用。

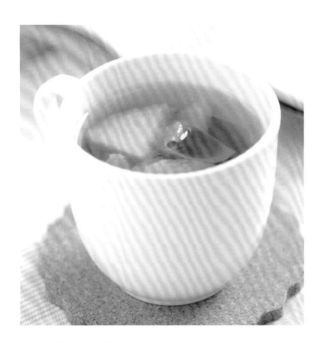

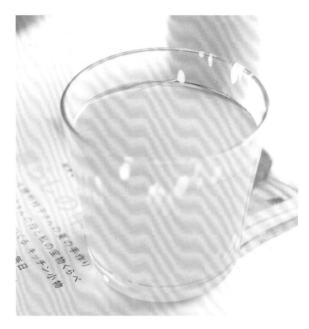

菠萝葡萄蜜茶

改善气色＋抗氧化

材料：

菠萝60克，葡萄25克

调味料：

蜂蜜1大匙

做法：

❶ 菠萝去皮切块；葡萄去皮去籽。

❷ 将葡萄与菠萝放入杯中，以滚水冲泡约5分钟，加入蜂蜜即可饮用。

滋补保健功效

菠萝含有帮助蛋白质分解的菠萝酵素，以及丰富的膳食纤维，能加速排除肠道废物；葡萄可抗氧化、改善气色、润泽肌肤。

柚香蜂蜜绿茶

美白肌肤＋帮助消化

材料：

柚子100克，绿茶3克

调味料：

蜂蜜适量

做法：

❶ 柚子50克去皮去籽切块，50克榨成汁。

❷ 将柚子汁和柚子果肉放入杯中，加入绿茶以滚水冲泡，最后加入蜂蜜调匀即可。

滋补保健功效

柚子中的维生素 C 能抗氧化、美白肌肤、有效预防心血管疾病，且可帮助胃肠消化，有助排便顺畅。

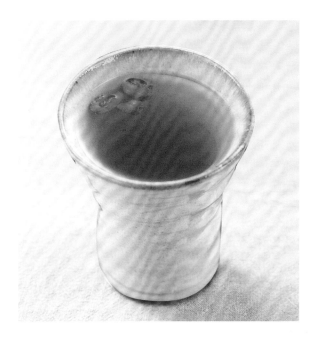

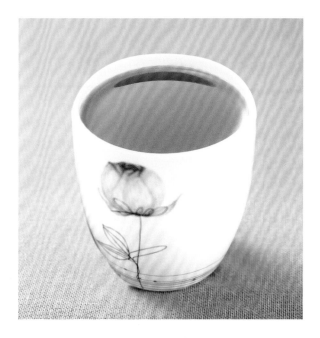

黄芪枸杞子茶
滋补强身＋增强免疫力

材料：

红枣5颗，枸杞子10克，黄芪5片

做法：

① 将所有材料洗净。

② 放入杯中，加入500毫升热开水后，闷约2分钟即可饮用。

滋补保健功效

　　此道茶饮有强化免疫力和滋补身体的作用，搭配红枣、枸杞子，还可补益气血、补益肝肾。

阿胶鲜梨茶
改善疲劳＋润肺清胃

材料：

水梨半个，阿胶、川贝母粉各23克

调味料：

蜂蜜适量

做法：

① 水梨洗净切片。

② 将水梨连同阿胶、川贝母粉和水放入电饭锅内锅中蒸5分钟，酌量添加蜂蜜即可。

滋补保健功效

　　阿胶具有改善疲劳、增强免疫力、补血润燥的功效，可以改善气色；水梨具有润肺清胃、止烦渴的作用。

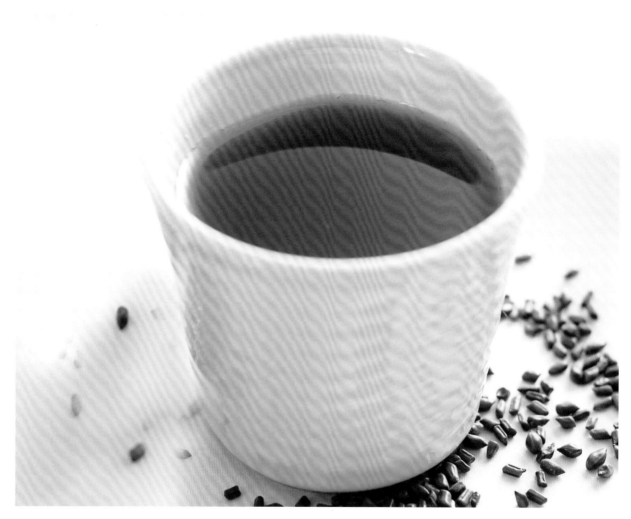

决明红枣茶
明目益睛＋润肠通便

材料：
决明子、枸杞子各10克，红枣5颗

做法：
① 枸杞子、红枣略微冲洗，沥干备用。

② 将决明子、枸杞子、红枣放入茶壶中，以300毫升热开水冲泡即可。

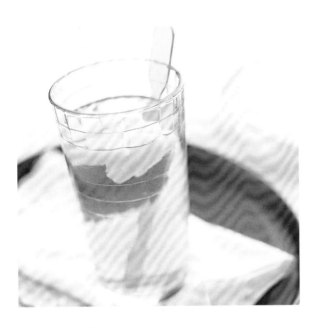

苹果醋
预防贫血＋抗氧化

材料：

苹果300克

调味料：

冰糖75克

做法：

❶ 苹果洗净，自然晾干或用干净的布擦干。

❷ 苹果切片，以一层苹果、一层冰糖的方式，放入干净的玻璃罐中。

❸ 待冰糖溶化，把苹果的水分析出，即可取汁食用。

滋补保健功效

　　苹果中富含维生素C，维生素C除本身具有抗氧化作用，还能促进铁质的吸收，促进血红蛋白合成，预防贫血。

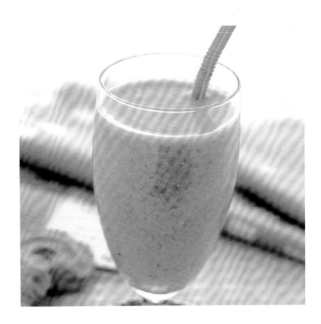

什锦蔬果汁
清热利尿＋保肝排毒

材料：

圣女果、西芹各50克，菠萝100克，苹果20克，柠檬1/2个

调味料：

蜂蜜1小匙

做法：

❶ 圣女果洗净；西芹洗净切段；菠萝、苹果、柠檬去皮切块。

❷ 将圣女果、西芹、菠萝、苹果、柠檬放入果汁机中，加入冷开水打匀。

❸ 续入蜂蜜调味，拌匀即可。

滋补保健功效

　　圣女果可清热凉血、保肝、利尿，搭配有平衡血压、促进新陈代谢作用的西芹，有助于清除积存于肝脏内的毒素。

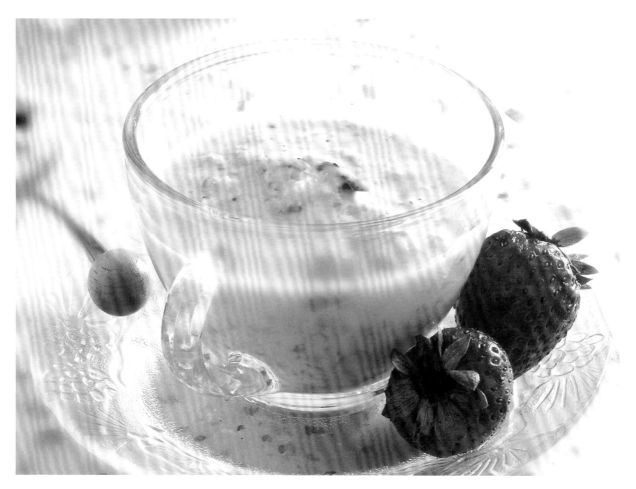

蜂蜜草莓汁
排毒防癌＋预防感冒

材料：

草莓200克

调味料：

蜂蜜2大匙

做法：

① 草莓洗净去蒂，放入冷开水中浸泡。

② 将草莓取出，放进果汁机中打成糊状，倒入杯中，再加蜂蜜调匀。

③ 加入适量冷开水冲泡即可饮用。

滋补保健功效

草莓中的鞣酸有助解毒、抗癌，增加身体免疫力；其中的维生素 C 能帮助对抗肠道感染，保持肠道健康，还可预防感冒。

图书在版编目（CIP）数据

怀孕四十周就要这样吃 / 生活新实用编辑部编著
. -- 南京：江苏凤凰科学技术出版社, 2019.6
　ISBN 978-7-5713-0041-8

　Ⅰ. ①怀… Ⅱ. ①生… Ⅲ. ①妊娠期 – 饮食营养学
Ⅳ. ①R153.1

中国版本图书馆CIP数据核字(2019)第000031号

怀孕四十周就要这样吃

编　　　著	生活新实用编辑部	
责 任 编 辑	樊　明　　祝　萍	
责 任 监 制	曹叶平　　方　晨	

出 版 发 行	江苏凤凰科学技术出版社
出版社地址	南京市湖南路 1 号 A 楼，邮编：210009
出版社网址	http://www.pspress.cn
印　　　刷	北京博海升彩色印刷有限公司

开　　　本	718mm × 1000mm　　1/12
印　　　张	18
插　　　页	1
版　　　次	2019年6月第1版
印　　　次	2019年6月第1次印刷

标 准 书 号	ISBN 978-7-5713-0041-8
定　　　价	49.80元

图书如有印装质量问题，可随时向我社出版科调换。